97

Anaesthesiology and Resuscitation

Anaesthesiologie und Wiederbelebung

Anesthésiologie et Réanimation

Editors:

R. Frey, Mainz · F. Kern, St. Gallen

O. Mayrhofer, Wien

Managing Editor: H. Bergmann, Linz

Die Alkoholvergiftung

Verhütung und Behandlung

Herausgegeben von R. Frey

Mit 21 Abbildungen

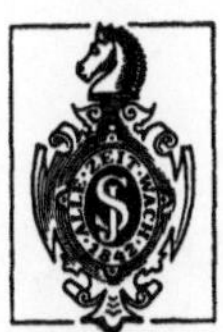

Springer-Verlag

Berlin Heidelberg New York 1976

ISBN-13: 978-3-540-07701-5   e-ISBN-13: 978-3-642-66350-5
DOI: 10.1007/978-3-642-66350-5

Library of Congress Cataloging in Publication Data. Main entry under title: Die
Alkoholvergiftung. (Anaesthesiologie und Wiederbelebung; 97) Includes bibliographical
references and index. 1. Alcoholism — Adresses, essays, lectures. I. Frey, Rudolf, 1917 —
II. Series: Anaesthesiology and resuscitation; 97.
RC565. A468   616.8'61   76–7911

The use of general descriptive names, trade marks, etc. in this publication, even if the
former are not especially identified, is not to be taken as a sign that such names, as under-
stood by the Trade Marks and Merchandise Marks Act, may accordingly be used freely by
anyone.

This work is subject to copyright. All rights are reserved, whether the whole or part of
the material is concerned, specifically those of translation, reprinting, re-use of illustrations,
broadcasting, reproduction by photocopying, machine or similar means, and storage in
data banks. Under § 54 of the German Copyright Law where copies are made for other
than private use, a fee is payable to the publisher, the amount of the fee to be determined
by agreement with the publisher.

© by Springer Verlag Berlin Heidelberg 1976.

"Der Mensch ist das Maß aller Dinge" stellte die griechische Philosophie
vor bald 2500 Jahren fest. Das vorliegende Büchlein hat diesen Gedanken
aufgreifend das Thema "Der suchtgefährdete Mensch" zur Diskussion gestellt. Denn die Gefahren der Süchte für Leib und Seele, für Leib und
Leben sind auf der ganzen Welt gewachsen, teils linear, teils exponentiell. Die vorliegenden Beiträge sind der Bekämpfung und Verhütung
der "Suchtkrankheit" als leib-seelisches Problem gewidmet. Denn es
genügt nicht, den Patienten aus seiner akuten Vergiftung herauszu-
bringen: Wir müssen die psychische Grundkrankheit heilen, die zu der
Vergiftung und der Haltlosigkeit unseres Patienten geführt hat. Die
zehnjährigen Erfahrungen mit der "Mainzer Methode" der Behandlung der
akuten Alkoholvergiftung hat gezeigt, daß diese Methode nicht nur
somatisch den Patienten möglichst schnell von möglichst viel Gift in
seinem Körper befreit, sondern durch die damit verbundene Übelkeit
einen bedingten Reflex zur Folge hat: Die Erinnerung an diese Übelkeit
überwiegt in den meisten Fällen die vorher durch das Suchtmittel er-
zeugte Euphorie. Dadurch werden Rückfälle, wenn nicht immer, so doch
oft seltener.

Eine Lösung des Suchtproblemes, wie es z.B. in Schweden durch die
dortigen inzwischen 20jährigen Erfahrungen angestrebt wird, würde
wesentlich zur Gesundung unserer Gesellschaft beitragen. Ich wünsche
deshalb dem Gedanken der Alkoholentgiftungszentrale auch bei uns
vollen Erfolg! Denn ein Land, dessen Bevölkerung im Jahr 46 Milliarden
DM für Genußgifte ausgibt, hat die Pflicht, sich mit der Verhütung und
Behandlung der Auswüchse dieses Genußgiftkonsums auseinanderzusetzen.

Mein besonderer Dank gilt außer den Mitarbeitern dieses Buches dem
Deutschen Roten Kreuz und der Mainzer Polizei, die beide ebenso wie
die anderen Hilfs- und Rettungsorganisationen, wie Arbeiter Samariter-
Bund, Johanniter-Unfallhilfe, Malteser Hilfsdienst, wesentliche
humanitäre Impulse für die Verwirklichung der hier geschilderten Ideen
beigetragen haben. Außerdem danke ich den zahllosen ehrenamtlichen
Helfern aus den Reihen der Mainzer Ärzteschaft, des Instituts für
Anaesthesiologie der Universitätskliniken Mainz und der amerikanischen
Polizei, ohne deren selbstloser Einsatz unser gemeinsamer Erfolg nicht
möglich gewesen wäre: In Mainz ist seit 10 Jahren am Rosenmontag kein
Alkoholvergifteter mehr gestorben!

Mainz, Juli 1975   Rudolf FREY

Inhaltsverzeichnis

Autorenverzeichnis

BREGENZER, C.M., Dr. med., Institut für Anaesthesiologie der Universität, Langenbeckstrasse 1, 6500 Mainz

ERDMANN, W., Prof. Dr. med., Clinical Research Section, Department of Anaesthesiology, University Hospital, University Station, Birmingham, Alabama 35294, USA

FREY, R., Prof. Dr. med., Institut für Anaesthesiologie der Universität, Langenbeckstrasse 1, 6500 Mainz

GOSTOMZYK, J.G., Prof. Dr. med., Department für Klinische Chemie der Universität, Steinhövelstrasse 9, 7900 Ulm/Donau

KAESEHAGEN, H.G., Polizeipräsident, Polizeipräsidium, Klarastrasse 4, 6500 Mainz

LANGEN, D., Prof. Dr. med., Klinik und Poliklinik für Psychotherapie der Universität, Langenbeckstrasse 1, 6500 Mainz

MÜLLER, H., Dr. med., Institut für Anaesthesiologie der Universität, Langenbeckstrasse 1, 6500 Mainz

MÜLLER, K.P., Dr. med., Institut für Anaesthesiologie der Universität, Langenbeckstrasse 1, 6500 Mainz

PETERS, U.H., Prof. Dr. med., Psychiatrische Klinik der Universität, Langenbeckstrasse 1, 6500 Mainz

RHEINDORF, P., Dr. med., Anaesthesieabteilung des Kreiskrankenhauses, 6571 Simmern

SAMII, M., Prof. Dr. med., Neurochirurgische Klinik der Universität, Langenbeckstrasse 1, 6500 Mainz

SEHHATI, Gh., Dr. med., Institut für Anaesthesiologie der Universität, Langenbeckstrasse 1, 6500 Mainz

SCHNABEL, K.H., Dr. med., II. Medizinische Klinik, Abteilung für Pneumologie der Universität, Langenbeckstrasse 1, 6500 Mainz

SCHULZ, V., Ass. Prof. Dr. med., II. Medizinische Klinik, Abteilung für Pneumologie der Universität, Langenbeckstrasse 1, 6500 Mainz

THEISS, D., Dr. med., Institut für Anaesthesiologie der Universität, Langenbeckstrasse 1, 6500 Mainz

WALTHER, G., Prof. Dr. med., Institut für Rechtsmedizin der Universität, Langenbeckstrasse 1, 6500 Mainz

Von H.G. Kaesehagen

Die Polizei, zumal die Uniformierte, hat sich zu einem nicht geringen
Teil ihrer Tätigkeit mit den Folgen des Alkoholgenusses unserer Mitbürger auseinanderzusetzen. Dies war schon immer ihr Los. Indes ist
der allgemeine Trend beim Alkoholkonsum seit einigen Jahren deutlich
steigend. Wir sehen dies als eine Auswirkung des steigenden Wohlstandes
und größerer Freizeit, in der viele ihre Entspannung im Alkohol suchen.
Sogar Jugendliche, die noch vor wenigen Jahren vermehrt Neigung zum
Rauschgift gezeigt haben, wenden sich neuerdings deutlich dem Alkohol
zu. Der Polizeirapport einer Stadt wie Mainz illustriert es täglich,
mit Höhepunkten an den Wochenenden und dem absoluten Jahreshöhepunkt,
dem Rosenmontag:

Familienstreitigkeiten,
Wirtshausschlägereien,
Teilnahme am Straßenverkehr unter Alkoholeinwirkung,
Betrunkene, die wegunfähig irgendwo liegen usw.

In unserer Stadt hat es die Polizei im täglichen Durchschnitt mit 1 -
2 akut Alkoholvergifteten, also im Jahr mit etwa 500 solchen Fällen
zu tun, dabei sind allerdings die Alkoholvergifteten des Rosenmontags -
ungefähr 120 in den letzten Jahren - nicht mitgezählt, so daß wir auf
rund 600 akute Alkoholvergiftete im Jahr kommen.

Die Polizei, mit diesen Erscheinungen häufig, allzu häufig konfrontiert, hat die gesetzliche Pflicht, auf den Verdacht strafbarer Handlungen, die Betrunkene begangen haben können, mit den Mitteln der
Strafverfolgung, also repressiv zu reagieren. Lediglich bei Übertre-
tungen, künftig Ordnungswidrigkeiten, wie etwa groben Unfug oder ruhe-
störenden Lärm, den der Betrunkene ausübt, kann die Polizei im Wege
der Opportunität von Strafverfolgung absehen.

Weiterhin hat die Polizei in den Fällen der Konfrontation mit Betrunkenen, ob diese nun einer Straftat verdächtig sind oder nicht, die
Pflicht, für die Gewährleistung der öffentlichen Sicherheit und Ordnung zu sorgen, indem sie sich für einen hilfs- und behandlungsbedürftigen Betrunkenen um Herbeiholung von Hilfe zu bemühen hat. Denn
der hilflose, behandlungsbedürftige Zustand des Betreffenden, mag er
verschuldet sein oder nicht, ist eine Sicherheitsstörung im Sinne des
polizeilichen Pflichtenkataloges.

Es ist also grundsätzlich festzuhalten, daß die Pflichtenlage der
Polizei gegenüber Betrunkenen, zumal offenbar Schwerbetrunkenen, eine
doppelte ist:
- für die Ahndung von Straftaten durch den Betrunkenen und
- für die Behandlung des offenbar Behandlungsbedürftigen
zu sorgen.

Wie hält es die Polizei mit diesen in zweierlei Richtungen gehenden
Pflichten? Die Erfahrung zeigt ein eindeutiges Bild: Der Repression
gilt das Schwergewicht der polizeilichen Aktivität. Die Polizei be-
schäftigt sich mit dem Betrunkenen fast ausschließlich unter dem
Aspekt des Verdachts einer Straftat oder einer Ordnungswidrigkeit.

Es verhält sich erfahrungsgemäß doch so, daß man einen wegunfähigen
Betrunkenen wegen groben Unfugs sistiert und in Gewahrsam nimmt bis
zur Ausnüchterung. Dabei kommt es in der Überzahl der Fälle zu neuen
Straftaten, denn viele Betrunkene wehren sich gegen die Polizei, deren
Auftauchen in ihnen Aggressionen auslöst. Zum Beispiel entsteht ein
nicht gerade sinnvoller Konflikt zwischen Polizei und dem Aufge-
griffenen dadurch, daß dieser mehr oder minder freiwillig auf den
Rücksitz eines VW-Käfers, also eines Polizeiwagens, praktiziert wird.

Wenn die Polizei den Aufgegriffenen in Gewahrsam nehmen will, was sie
traditionsgemäß leider in der Regel tut, so fühlt sie sich zu ihrer
eigenen Sicherheit, aber auch zur Sicherung des Delinquenten gehalten,
einen Arzt zuzuziehen, der nun wohlgemerkt den Betrunkenen nicht behandeln soll, sondern lediglich attestieren soll, ob ärztliche Bedenken gegen den Polizeigewahrsam bestehen oder nicht.

Wie Sie aus der Presse wissen, hat dies nicht selten üble Folgen;
immer wieder sterben aufgegriffene Betrunkene im Polizeigewahrsam,
wohlgemerkt ohne daß den diensttuenden Beamten ein Schuldvorwurf zu
machen wäre. Die Beamten sind mangels Ausbildung gar nicht in der
Lage, mit Alkoholvergifteten umzugehen.

Der Polizei wird es andererseits auch nicht leicht gemacht: Weder
Krankenwagenzentralen noch Krankenhäuser sind über schwerbetrunkene
Patienten erfreut und zögern, sie aufzunehmen. Das ist diesen heutzu-
tage stark angespannten Einrichtungen auch keineswegs zu verdenken.
Sie haben aus ihrer Sicht genügend Patienten, die ohne eigenes Ver-
schulden in Not geraten sind. So kommt es nicht selten zu völlig über-
flüssigen Schwierigkeiten mit dem Transport oder der Behandlung der
von der Polizei aufgegriffenen Betrunkenen.

Ärztliche Stimmen sagen, daß bei Untersuchung eines Alkoholvergifteten
auf Haftfähigkeit Herz, Kreislauf usw. zunächst durchaus in Ordnung,
bald, also etwa eine halbe oder eine Stunde später darauf aber kolla-
bieren können, daß außerdem ständig die Gefahr des Erbrechens mit so-
genannter Aspiration bestehe, daß also ein Alkoholvergifteter immer
ein behandlungsbedürftiger Kranker sei und daß die Ausstellung von
Haftfähigkeitsbescheinigungen in solchen Fällen schlechterdings unver-
antwortlich und sinnlos sei.

Daraus sollte die polizeiliche Tagespraxis, allerdings nicht nur diese,
eindeutige Folgerungen ziehen, nähmlich den Schutz der Gesundheit und
des Lebens akut Alkoholvergifteter an die Spitze ihrer Überlegungen
und Maßnahmen zu stellen. Erst in zweiter Linie ist die Strafverfolgung in Betracht zu ziehen, sofern zulässige Opportunitätserwägungen
davon nicht absehen lassen. Nur diese Betrachtungsweise, die bei den
elementaren Grundrechten auf Gesundheit und Unversehrtheit des Lebens
anknüpfen, scheinen mir in einem Rechtsstaat, der sich auf dem Grund-
recht des Individuums aufbaut, tragbar zu sein.

Um zu konkretisieren: Die Polizei hat akut Alkoholvergifteten also zunächst und vordringlich ärztlicher Untersuchung und Behandlung zuzu-
führen. Dies schließt, wie zu betonen ist, keineswegs die Pflicht ein,
Betrunkene zu transportieren. Dazu sind die Beamten nicht ausgebildet
und die Streifenwagen nicht eingerichtet, das ist auch für den Kranken
nicht tunlich. Der Transport muß also im Krankenwagen vor sich gehen
und der akut Alkoholvergiftete ist als dringend behandlungsbedürftiger
Patient auch im Krankenhaus aufzunehmen.

Wie allgemein bekannt ist, kann leider nicht die Rede davon sein, daß
diese Voraussetzungen praktisch gegeben sind. Kaum ein Krankenwagen
nimmt Betrunkene auf, kaum ein Krankenhaus befaßt sich mit ihnen. Um

so verdienstvoller ist es, daß sich das Institut für Anaestesiologie
der Johannes Gutenberg-Universität, an der Spitze Professor Dr. FREY,
schon seit Jahren darum bemühen, hier Wandel in der Praxis zu schaffen.
Es ist nämlich wirklich nicht einzusehen, daß nur am Rosenmontag hier
in Mainz eine Ausnüchterungszentrale besteht und Betrunkene im Krankenwagen transportiert werden.

Die Polizei hat sich für Ihre Bemühungen, Herr Professor FREY, um die
Schaffung einer Ausnüchterungszentrale in Mainz besonders zu bedanken.
Es geht uns nämlich gar nicht darum, vordergründig mehr Bequemlichkeit
für die Polizei zu haben, sondern einen besseren Schutz des in seiner
Gesundheit, sogar auch in seinem Leben gefährdeten Alkoholvergifteten
zu erreichen.

Ich bin sicher, daß dieser Ferienkurs, den wir heute beginnen, ein
weiterer Schritt auf dem richtigen Wege sein wird, nämlich auf dem
Wege, den Alkoholvergifteten in der Perspektive der praktischen
Medizin, der Hilfsorganisationen, des Sanitätsdienstes, vor allem
aber auch der Polizei in erster Linie als einen sofort behandlungsbedürftigen Kranken und lediglich sekundär als Delinquenten anzusehen.

Trunkenheit – Rausch – Alkoholvergiftung

Von R. Frey

Der Alkoholrausch ist die älteste und am besten studierte Form der
Narkose; und da ich Anaesthesist bin und mein tägliches Brot die
Anaesthesie ist, habe ich mich auch mit dem Alkoholrausch befassen
müssen. Eine Narkose ist eine bewusst herbeigeführte Vergiftung, die
reversibel ist: Das ist also das was die Leute wollen, die sich
Genussgifte, wie Alkohol, zuführen und die dabei die vier Stadien
der Narkose durchlaufen.

Das Stadium 1 ist das Stadium der <u>Analgesie</u>, der "Schmerzlosigkeit",
und das ist es, was die Süchtigen anstreben; sie wollen keine Schmerzen
mehr fühlen, keine körperlichen und keine seelischen Schmerzen, und
dadurch ein Gefühl des Wohlbefindes erreichen, dadurch, daß alles
Schwere weg ist und sie sich dadurch in einer "Euphorie" befinden, in
einem Gefühl des Wohlbehagens. Soweit, sogut!

Gegen dieses Stadium 1 haben wir Anaesthesisten nichts einzuwenden,
wenn es sich nicht zu häufig wiederholt und dadurch zu einem Leber-
schaden führt. In Ländern, in denen der Alkoholkonsum gross ist, wie
z.B. in Frankreich, das wissen wir, ist die Leberzirrhose eine häufige
Erkrankung; und jeder, der in diese Grössenordnung kommt, wer mehr als
80 ml Alkohol in reiner Form pro Tag zu sich nimmt, der bekommt mit
Sicherheit, das ist experimentell bewiesen, eine Leberzirrhose oder
eine sonstige Schädigung innerer Organe.

Paracelsus von Hohenheim hat gesagt: Die Dosis allein macht das Gift
("Dosis sola facit venenum"); und genauso ist es auch mit dem Alkohol
und anderen Giften.

In kleinen Mengen mal ein Gläschen Wein, das hat unser Hygieniker
STIEVE hier uns gelehrt, als ich 1960 frisch zur Mainzer Universität
gekommen war, ein Gläschen Wein zum Essen, das schadet nicht, das bewirkt eine Erweiterung der Gefässe und verhütet den Herzinfarkt. Ge-
fährlich wird es nur, wenn eine tägliche grosse Zufuhr erfolgt, oder
wenn wie beim sogenannten "Quartalsäufer" akute Zufuhren grosser Mengen
erfolgen. Dann kommt das Stadium 2 der Narkose und das ist die <u>Exci-
tation</u>, die "Erregung"; und das Erregungsstadium ist beim Alkoholrausch schon unerwünscht. Da fängt schon die Aufgabe der Rettungsorganisationen und der Polizei an, die die Betreffenden, wenn sie in einer
stärkeren Erregung sind, dann dahin bringen, wo sie am besten behandelt
werden können: Früher die Ausnüchterungszellen des Gefängnisses: Da
hat man sie eingesperrt und am nächsten Morgen waren sie entweder tot
oder lebendig; das ist hier vor 15 Jahren noch geübt worden, oder wird
heute noch in manchen anderen Städten exerziert. Oder man bringt sie
(wie z.B. in Mainz seit 1964 am Rosenmontag oder in Hamburg seit 1974
das ganze Jahr) in die Ausnüchterungszentrale, wo sie von uns Anaesthesisten (und das ist die Mainzer Methode, die inzwischen weltbe-
kannt geworden ist) eine Mischung bekommen von einem ganz starken
Brechmittel (Apomorphin) und einem kreislaufstützenden Mittel (Novadral)
je 5 mg = je 0,5 ml, und zwar intravenös oder intramuskulär. Nach
wenigen Minuten erbrechen diese Alkoholvergifteten im Excitationsstadium dann die im Magen noch befindlichen Mengen an Alkohol. Das
läuft nach etwa 10 bis 20 Minuten aus; dann sind sie müde, die Erre-

gung hat aufgehört. Sie schlafen sich aus, und nach 1, 2, 3 Stunden sind sie transportfähig und können im Krankenwagen oder Taxi nach Hause transportiert werden und dort ihren weiteren Rausch ausschlafen. Alles das rechne ich noch zu dem Begriff "Rausch"; wir sprechen auch von "Rauschnarkose", z.B. bei manchen kurzen Eingriffen, wenn wir eine kurze oberflächliche Narkose für einen kleinen Eingriff durchführen, aber allerdings auch dann Gefahr laufen, daß unsere Patienten excitieren (sich erregen).

Wenn dieses Stadium der Erregung durchschritten wird, dann kommt das Stadium der <u>Toleranz</u>, der Schlaf, die eigentliche Narkose, das was wir "Narkose zu operativen Zwecken" nennen; und die ist auch mit Alkohol erreichbar und wurde in früheren Jahrhunderten zu diesem Zweck angewendet. Man gab dem Patienten vor einer Operation eine grössere Menge ziemlich konzentrierten Alkohol. Dann verfielen sie, nachdem die Erregung abgeklungen war, in einen tiefen Schlaf, aus dem sie <u>nicht erweckbar</u> waren. Man spricht im Volksmund vom "Unter den Tisch trinken": Wenn jemand in dieses Stadium 3 gelangt, fällt er unter den Tisch und schläft und ist nicht zu erwecken. Das ist das Stadium 3 ("Toleranz-Stadium"). Dies ist lebensgefährlich: Wenn jemand bewusstlos ist, kann seine Zunge nach hinten sinken; dann kann er ersticken an seiner eigenen Zunge. Das ist eine der häufigsten Todesursachen überhaupt.

Der erste therapeutische Ratschlag, den ich ihnen gebe, wenn sie einen im Stadium 3 befindlichen, also im Tiefschlaf befindlichen Alkoholvergifteten haben, dann müssen sie ihn ordentlich lagern, damit Erbrochenes aus dem Mund heraus fallen kann, nämlich in die sogenannte "Natolagerung" oder "stabile Seitenlagerung". Dann müssen sie den Kiefer der Betreffenden halten. Das Schnarchen ist z.B. schon ein Zeichen, daß irgend etwas mit der Atmung nicht in Ordnung ist. Die Gefahr, in der die Betreffenden schweben, ist die Störung der Atmung. Jugendliche machen da manchmal Wetten, in denen es als Mutprobe gilt, wenn sie riesige Mengen Alkohol trinken: Wer behauptet "Ich kann eine Flasche Likör z.B. auf einmal austrinken" und trinkt dann innerhalb einer Viertelstunde eine solche Flasche: Das ist eine tödliche Dosis. Dann kommt das Stadium 4, das Stadium der <u>Asphyxie</u> (der Erstickung). Es kommt nicht nur zu peripheren Störungen der Atmung durch Schnarchen, sondern auch zu zentralen Störungen: Das Atemzentrum wird gelähmt, die Atmung wird langsam und das Atemminutenvolumen reicht nicht mehr aus, um den Körper mit Sauerstoff zu versorgen (die Gehirnzellen vor allen Dingen) und um die Kohlensäure abzuatmen.

Die Patienten (so möchte ich diese lebensgefährlich Vergifteten bezeichnen, nicht als "Besoffene") werden zuerst rot, dann werden sie blau. Das Schnarchen hört schliesslich auf, weil nämlich die Atmung aufhört: Das ist die akute Lebensgefahr! Und das ist die Ursache des dann eintretenden Erstickungstodes: Die Todesursache der Leute, die in der "Glocke" und im "Klingelpütz" zu Tode gekommen sind. Dann sprechen wir nicht mehr von "Rausch". Das ist dann die schwerste Form von Alkoholvergiftung. Also nichts gegen das Stadium 1! Aber alles gegen das Stadium 2, 3 und 4! Da hört der Spass auf; da geht es um Menschenleben, da ist akute Gefahr und da müssen wir zusammenstehen, um die Gefahr von diesen Mitbürgerinnen und Mitbürgern abzuwenden.

Wir haben sämtliche Altersgruppen vertreten: Wir haben 12jährige Kinder, wir haben 72jährige Oma's gesehen, wir haben gesehen daß 2/3 der Vergifteten Männer sind, 1/3 Frauen. Überwiegend jugendliche Männer werden von dieser Alkoholvergiftung ergriffen. Es gibt keine Grenzen hinsichtlich Geschlecht und Alter; und es ist oft tragisch, diese Szenen am Rosenmontag ablaufen zu sehen.

Darf ich Sie einladen, wenn Sie in Details eintreten wollen, einmal
am Rosenmontag um 12 Uhr mittags in die Windmühlenschule in Mainz
zu kommen, um das zu sehen, bevor der grosse Sturm einsetzt: Die
Ersten sind dann schon da.

Ich möchte bei dieser Gelegenheit erwähnen, daß ich dem Institut
für Rechtsmedizin (Professor H. LEITHOFF) der Universität Mainz dankbar
bin, daß es mit uns zusammenarbeitet, ebenso der Psychiatrischen
Universitätsklinik (Professor U. PETERS) und der Klinik für Psychotherapie (Professor D. LANGEN). Denn es ist ja nicht nur eine
Institution der Universitätskliniken, die sich um die Vergifteten
kümmert: Die gesamte Universitätsklinik Mainz, jeder an seinem
Platz, jeder auf seinem Fachgebiet, hilft, daß wir mit dieser Situation fertig werden: und das rechtsmedizinische Institut hat eben die
Alkoholproben, die Bestimmung der Alkoholkonzentrationen im Blut
übernommen. Denn wir müssen alle diese Dinge, diese einmalige Gelegenheit, die es nirgends auf der Welt sonst in dieser Form gibt
(daß sie in 6 Stunden 140 Alkoholvergiftete haben), die müssen wir
auch wissenschaftlich ausnutzen, um Forschung zu treiben, wie wir
die Diagnosemethoden und die Behandlungsmethoden verbessern!

ÜBER DIE NACHWEISMÖGLICHKEIT EINER ALKOHOLISIERUNG

Von G. Walther

Im Rahmen des Gesamtthemas dieses Bandes bildet natürlich der laboratoriumsmedizinisch gesicherte Nachweis der Trunkenheit eine wesentliche Grundlage medizinischen Handelns und rechtlicher Konsequenzen. Es ist jedoch unmöglich - und auch nicht Zielsetzung - in diesem Beitrag alle Fragen zum Thema "Alkohol" detailliert zu behandeln. Hierzu muß auf die einschlägigen Monographien und Einzelpublikationen verwiesen werden.

Im allgemeinen wird der Äthylalkohol - wie fast alle Genußmittel - oral aufgenommen. Die Schleimhaut des Verdauungstraktes ist für Äthanol sehr gut durchlässig, so daß der Hauptanteil im Jejunum resorbiert wird (Abb. 1). In praxi findet im Dickdarm eine Resorption

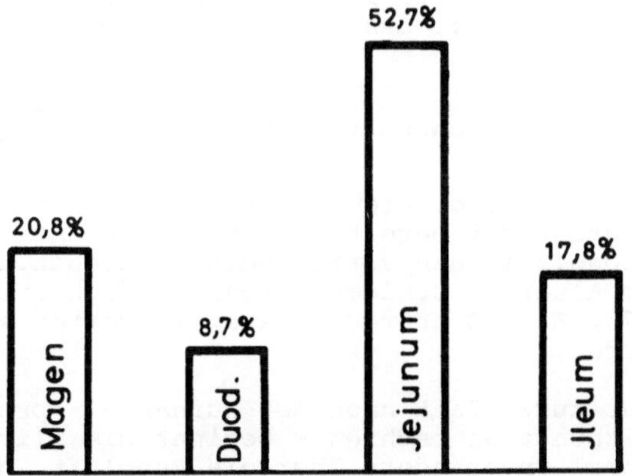

Abb. 1. Alkoholresorption des Magen-Darm-Kanals (NEMSER: Z. physiol. Chem. 53, 356 (07). Aufgrund der guten Durchlässigkeit wird der Hauptanteil des Alkohols im Jejunum resorbiert

nicht mehr statt, obwohl isoliert betrachtet die Resorptionskapazität des Dickdarmes der des Jejunums entspricht (Abb. 2). Darüber hinaus ist auch eine Applikation intraperitoneal, intravenös und rektal möglich. Auch ist es unter besonderen Bedingungen möglich, daß Äthanol durch die Haut und über die Atemwege aufgenommen wird. Die aufgenommenen Mengen übersteigt jedoch nicht die Abbaukapazität, so daß diese Aufnahmewege in der Praxis - auch unter forensischen Gesichtspunkten - zu vernachlässigen sind.

Nach der Resorption erfolgt die Diffusion im Organismus. Es stellen sich hierbei in Abhängigkeit vom Wassergehalt der einzelnen Organe bzw. Flüssigkeitssysteme unterschiedlich hohe Alkoholkonzentrationen ein. Für die im Vollblut zu erwartende Konzentration gilt die Widmarksche Formel:

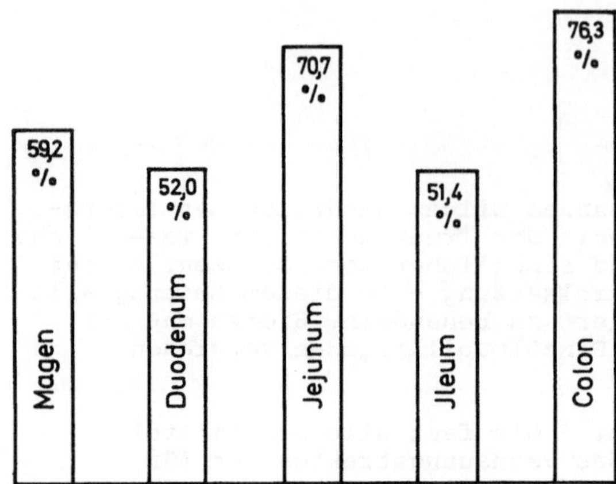

Abb. 2. Alkoholresorption isolierter Abschnitte des Magen-Darm-Kanals (HANZLICK et al: J. Pharmacol. 5, 185 (13). Hiernach ist die Resorptionskapazität des Colon sogar größer als die des Jejunum

$$\text{Blutalkoholkonzentration (‰)} = \frac{\text{Alkoholmenge (g)}}{r \cdot \text{Körpergewicht (kg)}}$$

r ist der sog. Widmarksche Reduktionsfaktor des Körpergewichtes - aufgrund der bereits erwähnten unterschiedlichen Verteilung des Alkohols in den verschiedenen Geweben. Die Größe von r ist abhängig vom Alter, Geschlecht, Konstitution und beträgt im Mittel 0,65 bis 0,75. Es muß aber durchaus mit Werten zwischen 0,5 und 1,0 gerechnet werden.

Sehr kurze Zeit nach der Aufnahme - praktisch kann man von diesem Zeitpunkt an rechnen - beginnt die Elimination des Alkohols. Dies ist einmal unverändert über die Atemluft, den Schweiß, die Milch, die Niere bzw. den Urin möglich. Über diese Wege dürften jedoch kaum mehr als 5 % Alkohol eliminiert werden. Der Hauptanteil wird im intermediären Stoffwechsel metabolisiert. Dies geschieht im wesentlichen in der Leber und zwar durch das Enzym Alkoholdehydrogenase (ADH), welches den Alkohol zu Acetaldehyd oxydiert. Sicher ist auch die Katalase - nicht nur in der Leber - an der Alkoholoxydation beteiligt. Ihr Anteil dürfte jedoch nicht über 20 % betragen. Die in der Gesamtheit resultierende stündliche Senkung der Blutalkoholkonzentration ist konstant und nicht exponentiell, wie es für viele andere pharmakologische Substanzen der Fall ist. Die stündliche Senkung der Blutalkoholkonzentration (BAK) beträgt durchschnittlich 0,18 bis 0,20 ‰. Es sind jedoch auch Werte weit über 20 ‰ und, allerdings etwas seltener, auch unter 0,18 ‰ zu beobachten.

Um den Grad einer Alkoholintoxikation festzustellen, ist es daher möglich, als Ausgangsmaterial grundsätzlich jede Körperflüssigkeit oder auch jedes Körpergewebe zu benutzen. Das Ausgangsmaterial sollte folgende Bedingungen erfüllen.

1. Eine einfache und ungefährliche Gewinnungsart.
2. Ein überschaubares, von äußeren Einflüssen weitgehend unabhängiges Verhalten der Alkoholkonzentration.
3. Die Bestimmung sollte aus diesem Medium ohne große analytische Vorbereitungsarbeiten möglich sein.

Unter Beachtung dieser Kriterien kommen als Substrate der Alkoholbestimmung nur Atemluft, Urin, Liquor und Blut infrage. Angesichts dieser Möglichkeiten sind Methoden zur Bestimmung aus Flüssigkeiten und Gasen entwickelt worden. Die älteste quantitative und auch heute noch gebrauchte Methode ist die nach WIDMARK. Hierbei werden zwei Eigenschaften des Äthylalkohols ausgenutzt, nämlich die der leichten Flüchtigkeit - Alkohol hat einen Siedepunkt von $+78^{\circ}C$ - und die der reduzierenden Wirkung.

Bei dieser Methode wird in den Widmark-Kolben Bichromat Schwefelsäure vorgegeben und in den, dem Stopfen anhängenden kleinen Napf, eine bestimmte Serummenge - 0,1 ml - eingegeben. Der Kolben wird gut verschlossen, 1 Std. bei $+60^{\circ}C$ erwärmt. Der Äthylalkohol verdunstet, wird von der Schwefelsäure atrahiert und reagiert mit dem Bichromat. Der Äthylalkohol wird zum Acetaldehyd oder noch weiter aufoxydiert. Nunmehr wird Kaliumjodid zugesetzt, wobei das nicht verbrauchte Bichromat Kaliumjodid zu Jod oxydiert. Das freigewordene Jod wird mit Natriumthiosulfat mit Stärke als Indikator quantitativ bestimmt.

Auf dem gleichen Prinzip der Widmarkschen Reaktion, nämlich der Reduktion des Bichromat beruht die Alkoholtestprobe; das von Autofahrern gefürchtete Blasröhrchen des Polizeibeamten. Durch das Röhrchen wird eine bestimmte Menge Luft in einen Beutel geblasen. In dem Röhrchen befindet sich ein Gel, welches Bichromat und einen Indikator enthält. Wird das Bichromat reduziert, so entsteht in Abhängigkeit zur Alkoholkonzentration eine zunehmende Grünfärbung vom Mundstück bis zum Ende des Röhrchens fortschreitend. Ähnlich ist auch die Wirkungsweise des Breathalyzer. Hier erfolgt die Reaktion des Atemalkoholes mit dem Bichromat im wässrigen Milieu. Es wird eine bestimmte Menge Atemluft hindurchgeleitet und die Menge des reduzierten Bichromates photometrisch bestimmt.

Eine zweite - grundsätzlich andere - Methode ist die mit Hilfe der Alkoholdehydrogenase (ADH). Hierbei wird der Äthylalkohol durch das Enzym in Anwesenheit des entsprechenden Koenzyms (NAD) oxydiert. Der Wasserstoff wird auf das Koenzym übertragen. Meßgröße ist dieses reduzierte Pyridinnukleotid (NADH).

$$\text{Alkohol} + \text{NAD} \xrightleftharpoons{\text{ADH}} \text{Acetaldehyd} + \text{NADH}$$

Die quantitative Bestimmung des NADH erfolgt photometrisch. Da es sich hier um eine Enzymreaktion handelt, wird sich nach einer bestimmten Zeit ein Gleichgewicht einstellen. Es muß daher dem Reaktionsgemisch ein Aldehydfänger (Semikarbazid) zugesetzt werden. Erst nunmehr erfolgt eine vollständige Umsetzung des Äthylalkohols. Bei dieser Reaktion müssen Temperatur, pH und Ionendichte der Reaktion - wie bei allen Enzymreaktionen - konstant gehalten werden.

Schließlich ist noch auf die gaschromatographische Bestimmung des Äthylalkoholes hinzuweisen. Hierbei wird die zu untersuchende Flüssigkeit verdampft und mit einem Gasstrom - dem Trägergas - durch ein temperiertes Röhrensystem geleitet, welches bestimmte Materialien enthält. Aufgrund der individuellen Eigenschaften dieser Materialien werden die Substanzen unterschiedlich lange festgehalten und damit separiert. Somit ist hier nicht nur eine quantitative sondern auch eine qualitative Analyse möglich.

Es erhebt sich nunmehr die Frage, aus welchem biologischen Medium soll die Routinebestimmung des Alkoholes erfolgen.

Die Bestimmung im Liquor wäre sehr interessant, da man hieraus eher auf die Konzentration im Gehirn dem Hauptangriffspunkt der Alkohol-

wirkung schliessen könnte. Allerdings wäre die Konzentration an der
Ganglienzelle selbst, auch hierbei noch nicht bekannt. Auch ist eine
Lumbal- oder Suboccipitalpunktion als Routinemethode angesichts der
übrigen - gerade zu harmlosen - Möglichkeiten der Gewinnung eines geeigneten Substrates abzulehnen.

Die Bestimmung in der Atemluft würde sich aufgrund der einfachen Gewinnung sehr gut eignen. Entsprechende physiologische Untersuchungen
haben auch ergeben, daß die Alkoholkonzentration in der Alveole -
d.h. der Übergang des Alkohols in die Gasphase - relativ parallel der
allgemeinen Intoxikation verläuft. Ein annähernd paralleler Verlauf
der Alkoholkonzentration in der Atemluft zur Blutalkoholkonzentration
ist jedoch erst in der Ausscheidungsphase gegeben. Dies beruht auf
einer allgemeinen Unregelmäßigkeit des Verlaufes auch der Blutalkoholkonzentration, vor allem aber auf dem Vorhandensein von Resten alkohol-
haltiger Speisen oder Getränke im Mund. Vor allem aber ist nicht bekannt, wie hoch bei einer bestimmten Menge ausgeatmeter Luft der Anteil
der Alveolarluft ist. Dieser Anteil der Alveolarluft könnte durch
gleichzeitige Bestimmung des Kohlendioxydgehaltes bestimmt werden.
Genaue quantitative Kohlendioxydbestimmungen sind jedoch aufwendig.

In der forensischen Praxis kommen formal juristische Hindernisse hinzu.
Es ist einem Beschuldigten nach den Grundsätzen des deutschen Straf-
rechtes nicht zuzumuten, aktiv - und das bedeutet das Aufblasen des
Beutels - zu seiner Überführung beizutragen. Aus der gerichtsmedi-
zinischen Praxis ist einzuwenden, daß die meisten Straftaten in der
Resorptionsphase durchgeführt werden. Hier werden wie bereits dar-
gelegt - besonders großen Abweichungen der Atemalkoholkonzentration
zur Blutalkoholkonzentration beobachtet. In der rein medizinischen
Praxis - bei der Behandlung Alkoholvergifteter - ist das gleiche Argu-
ment anzuführen. Es kann durchaus vorkommen, daß man bei einer Atem-
alkoholanalyse umgerechnet 2,0 ‰ Blutalkohol feststellt; der Patient
jedoch nur 1 oder 2 Schnäpse getrunken hat, um z.B. die Schlaftabletten
für den Selbstmordversuch besser schlucken zu können.

Aus folgenden Gründen ist daher die Atemalkoholbestimmung als Routinemethode abzulehnen:

1. Der Atemalkohol verläuft nicht immer parallel der allgemeinen
   Intoxikation.
2. Für rechtliche und medizinische Belange ist die Intensität der
   allgemeinen Intoxikation und nicht nur die Tatsache des Vorhanden-
   seins von Alkohol von Bedeutung.

Wenn auch eine endgültige Beurteilung des Alkoholisierungsgrades somit
nicht möglich ist, so hat sich die Bestimmung des Atemalkoholgehaltes
z.B. mit dem bereits erwähnten Alco-Teströhrchen als sog. Screening-
test gut bewährt. Seit der breiten Anwendung dieser halbquantitativen
Alkoholbestimmung in der Hand des Polizeibeamten ist unter den ein-
gesandten Blutproben die Anzahl der alkoholnegativen deutlich zurück-
gegangen.

Als weiteres Medium der Alkoholbestimmung bietet sich der Urin an.
Hier verhält sich die Konzentration im Primärurin proportional der des
Blutes. Jedoch die Konzentration im Blasenurin unterliegt starken
Schwankungen. Dies ist in erster Linie durch die Anzahl und den Zeitpunkt der Miktionen bedingt. Für die praktische Anwendung ist zu bedenken, daß Urin mitunter nicht immer zur Verfügung steht. In der
Rechtspflege ist es für einen Sistierten einfach, ein Nichtvermögen
der Miktion vorzutäuschen. Für rein medizinische Belange wäre es zwar
möglich, einen Blasenkatheter anzulegen. Dies muß aufgrund der In-
fektions- und Verletzungsgefahr medizinisch indiziert sein. Im Rahmen

einer der Prozeßordnungen aber ist die Anlegung eines Blasenkatheters -
gegen den Willen des Betreffenden - abzulehnen.

Somit verbleibt als einziges Medium das Blut. Eine Blutprobe ist nicht
schwerer zu gewinnen als eine Urin- oder Atemluftprobe. Bei der ärztlichen Versorgung Alkoholisierter wird dies aus anderen therapeutischen
Gründen ohnehin notwendig sein. Für rechtliche Belange ist entsprechend
der Straf- und Zivilprozeßordnung eine Blutentnahme zulässig.

Seit die physiologische und biochemische Forschung die Gesetzmäßig-
keiten der Blutalkoholkonzentration im Verhältnis zur aufgenommenen
Menge und zur Wirkung an den verschiedenen Organen und funktionellen
Einheiten genügend abgeklärt hat, ist die Blutuntersuchung zur Feststellung des Alkoholgehaltes die Methode der Wahl geworden. Diese
Überlegenheit wird ausnahmslos anerkannt; auch in den Ländern, in
denen aus formal rechtlichen Gründen eine Blutentnahme nicht möglich
ist.

Hinsichtlich der Bestimmung und Bewertung von Alkoholanalysen in
Leichenbluten bestehen besondere abweichende Verhältnisse, auf die
hier nicht eingegangen werden soll.

Schließlich ist nunmehr zur Störanfälligkeit und Beweiskraft der
Methoden Stellung zu nehmen.

Das Widmark-Verfahren ist dem Grunde nach eine unspezifische Methode.
Es werden alle Substanzen erfaßt, die bis $+60^{\circ}C$ flüchtig werden und
das Bichromat reduzieren. Jedoch gibt es hier eine Einschränkung dahingehend, daß solche Substanzen im Blut des gesunden Menschen nicht
vorkommen. Man kann daher alle Widmark-Werte über 0,1 ‰ als Alkohol-
wert bezeichnen. Anders ist dies beim schweren Diabetes zu bewerten.
Im diabetischen Koma kann durch Aceton durchaus im Widmark-Verfahren
bis zu 0,3 - 0,5 ‰ Alkohol vorgetäuscht werden. Auch im Blut vor-
andener Äther (Blutentnahme während der Narkose) reduziert das
Bichromat.

Anders ist dies im ADH-Verfahren. Dieses enzymatische Verfahren ist
spezifisch für die Alkoholgruppe. Die Spezifität zum Äthanol ist sehr
hoch. Es werden aber auch noch Methylglykol, sek. Butanol, Äthylen-
glykol sowie Iso-Propanol, prim. Butanol, n-Propanol und Allylalkohol
erfaßt. Das Vorhandensein der zuletzt genannten 4 Alkohole ist foren-
sisch sicher relevant. Beim Vorhandensein einer dieser Substanzen, die
auch nach dem Widmark-Verfahren falsche Promillewerte ergeben, stimmen
aber dann die Ergebnisse nach der ADH-Methode und dem Widmark-Verfahren nicht überein. Im allgemeinen werden bei Vorhandensein dieser
Substanzen im Widmark-Verfahren höhere Werte angezeigt als nach der
ADH-Methode. In der Praxis werden daher immer beide Methoden ange-
wandt.

Stimmen die Analysenwerte überein, so bestehen keine Zweifel, daß es
sich um Äthylalkohol handelt.

Zusammenfassung

Nach einigen grundsätzlichen und kurzen Ausführungen zur Resorption,
Diffusion und Elimination des Äthylalkohols werden die heute gängigen
Methoden der Alkoholbestimmung besprochen. Zum Nachweis einer Alkoho-
lisierung sind Urin, Atemluft, Liquor und Blut grundsätzlich geeignet.
Unter kritischer Abwägung aller Vor- und Nachteile ist jedoch die Be-
stimmung aus dem Blut als die Methode der Wahl zu bezeichnen.

Die Alkoholintoxikation
Erkennung und Abgrenzung gegenüber anderen Vergiftungen

Von V. Schulz, K.H. Schnabel und W. Erdmann

Erkennung und Abgrenzung verschiedener Vergiftungen können zu den
schwierigsten Aufgaben gehören, vor die ein Notfalldienst gestellt
wird. Im Rahmen dieser Darstellung interessiert vor allen Dingen,
inwieweit mit Hilfe der Beobachtung, der einfachen ärztlichen Untersuchung und auch komplizierterer Methoden eine Alkoholintoxikation
von anderen Vergiftungen unterschieden werden kann. Es dürfte leicht
fallen, eine Person, die mit schwankendem Gang immer wieder zu Boden
fällt, als volltrunken zu deklarieren, zumal wenn einem die bekannte
Alkoholfahne ins Gesicht schlägt und der zu Hilfe kommende laut an-
gepöbelt wird. Unmöglich kann aber die Erkennung einer Alkoholintoxikation dann werden, wenn der vermeintlich Betrunkene bewußtlos ist,
und keine äußeren Zeichen auf einen Alkoholabusus hinweisen. Da jede
Vergiftung gleich mit welchem Präparat oder Medikament zeit- und
dosisabhängig schließlich in einer Bewußtlosigkeit münden kann, ist
eine Unzahl von Vergiftungsmöglichkeiten zu erwägen. Neben diesen
sog. exogenen Intoxikationen müssen auch endogene Vergiftungsformen
in die differentialdiagnostischen Überlegungen einbezogen werden.
Diabetische oder urämische Komaformen können auf den ersten Blick
mit einer Alkoholintoxikation verwechselt werden, schwierig kann
auch die Abgrenzung gegenüber hirnorganisch bedingten Komata sein.

Das differentialdiagnostische Dilemma löst am ehesten eine statistische
Betrachtung der vielfältigen Intoxikationen. In unserer Vergiftungs-
zentrale (II. Medizinische Klinik und Poliklinik Mainz) wurden im
Jahre 1972 insgesamt 492 Patienten wegen einer Intoxikation aufge-
nommen (Tabelle 1). Schlüsselt man die Gesamtzahl der Vergiftungen in
Gruppen toxikologisch gleichwirksamer Agentien auf, so überwiegen
bei weitem die sog. Tablettenintoxikationen. Vergiftungen mit
Hypnotica, Sedativa, Psychopharmaka und Mischpräparaten mit Analgetica
machen allein 69,5 % aller Intoxikationen aus. Gefolgt wird diese
Vergiftungsgruppe von den Alkoholintoxikationen, die einen Prozentsatz von 19 % erreichen. Andere Intoxikationen wie mit Alkylphosphaten,
Laugen und Säuren, Kohlenmonoxyd und Reizgasen treten im Jahr noch in
der Mehrzahl auf, eine Reihe von seltenen Intoxikationen werden nur
alle Jahre einmal auch in einem Vergiftungszentrum beobachtet. Diese
Verteilung der einzelnen Intoxikationsgruppen ist über die Jahre
konstant, wie SCHUSTER (5) für unsere Vergiftungszentrale nachweisen
konnte. Gleiche Häufigkeiten dürften auch an anderen Zentren vorliegen,
lediglich in den zahlenmäßig kleineren Gruppen können regional bedingte Unterschiede eintreten. Die relativ große Zahl von Alkyl-
phosphatvergiftungen verwundert in einer Weinbaugegend wie Mainz
nicht, im Raum Ludwigshafen/Mannheim werden dagegen häufiger Reiz-
gasintoxikationen beobachtet, die in der dort ansässigen chemischen
Industrie akzidentell eintreten.

Aus der statistischen Übersicht ist evident, daß gegenüber der Alkoholintoxikation an erster Stelle Tablettenintoxikationen mit Schlafmitteln
und allgemein dämpfenden Mitteln, an zweiter Stelle Vergiftungen mit
Alkylphosphaten, Säuren, Laugen und Kohlenmonoxyd abgegrenzt werden
müssen, wie es im Folgenden besprochen werden soll. Rauschgifte
spielen nach unseren Erfahrungen nur eine untergeordnete Rolle.

Tabelle 1. Exogene Intoxikationen - Aufnahmen der Vergiftungszentrale
der II. Medizinischen Klinik und Poliklinik der Universität Mainz im
Jahre 1972

Art der Intoxikationen	Zahl	%
	492	100
Tablettenintoxikationen (Hypnotika, Sedative, Psychopharmaka, Misch-präparate mit Analgetica)	343	69,5
stationär	251	
ambulant	92	
Alkoholintoxikationen	95	19,0
Übernahme durch allgemeine Aufnahme	90	
Intensivtherapie	5	
Alkylphosphate	9	2,0
Laugen - Säuren	7	1,5
CO-Intoxikationen	3	1,0
Reizgase (Nitroseg., Fluß., HCL-Dämpfe)	3	1,0
Chlorierte Kohlenwasserstoffe	2	0,5
seltene Intoxikationen (Arsenik, Methylbromid, Tetrachlorkohlenstoff, Scopolamin, Lindan, INH, Chrom, u.a.)	27	5,5

Wir haben in den letzten drei Jahren einen einzigen Fall, eine Cocain-
vergiftung durch venöse Applikation, behandelt. Das Fehlen von Rausch-
giftintoxikationen ist darin begründet, daß allgemein nicht vital
gefährdete Patienten dieser Intoxikationsgruppe im Raum Mainz von den
Transportmitteln der Psychiatrischen Klinik zugeführt werden. In ähn-
licher Weise übersehen wir auch nur dann den klinischen Verlauf einer
Alkoholintoxikation, wenn eine Beatmungsindikation besteht (Tabelle 1),
die überwiegende Zahl der Alkoholintoxikierten werden nach Überprüfung des körperlichen Status den allgemeinen Aufnahmestationen
übergeben.

Welche Symptome charakterisiert die Alkoholintoxikation? In schema-
tisierender Weise faßt man den Symptomenablauf in vier Stadien:
excitatives, hypnotisches, narkotisches und schließlich asphyktisches
Stadium (Tabelle 2). Diese Stadien werden nicht bei jeder Alkoholvergiftung nacheinander durchlaufen. Bei geringen Alkoholmengen werden
lediglich die beiden ersten Stadien erreicht, wie es meist der Fall
ist. Werden von Alkoholungewöhnten in kurzer Zeit große Alkoholmengen aufgenommen, so können die beiden ersten Stadien übersprungen
werden, es treten sofort das narkotische und das zum Tode führende
asphyktische Stadium ein. Außerdem kann Alkohol auch in kleinsten
Mengen genossen, in Kombination mit bestimmten Substanzen schnell in
das narkotische Stadium führen, da eine potenzierende Wirkung beider
Substanzen vorliegt, worauf noch eingegangen wird.

Tabelle 2. Stadien der Alkoholintoxikation, Vergiftungsablauf

Stadium	Symptomatik
excitatives Stadium	vermehrte Hautdurchblutung (Rötung des Gesichts, allgemeines Wärmegefühl) Enthemmung (Fröhlichkeit, Redseligkeit, Zwanglosigkeit, Euphorie, Selbstüberhebung) erregende Wirkung auf cerebrale Zentren (gesteigerte Atmung und Motorik, Reflexsteigerung)
hypnotisches Stadium	ausschließlich zentral hemmende Wirkungen (erschwerte Auffassung, verminderte Geschicklichkeit, Unsicherheit beim Gehen und Stehen) Benommenheit, Schlaf (erweckbar)
narkotisches Stadium	Bewußtlosigkeit Areflexie weite Pupillen unregelmäßige Atmung Schock
asphyktisches Stadium	Atemstillstand Versagen von Herz und Kreislauf (Schock) fehlende Temperaturregulation Tod

Die beiden ersten Stadien der Alkoholintoxikation bedürfen keiner
ärztlichen Behandlung. Sie sind in ihrer Symptomatik jedem bekannt.
Eine vergleichbare Symptomatik ist bei keiner anderen Intoxikation
zu sehen, so daß die Erkennung leicht fällt. Die erste Alkoholwirkung
äußert sich neben der Rötung des Gesichts und allgemeinem Wärmegefühl
am Zentralnervensystem als Enthemmung (Tabelle 2). Motorische Zentren
sowie das Atemzentrum werden anfänglich erregt. Es zeigen sich deshalb
eine Reflexsteigerung, die Bewegungen sind lebhaft, die Atmung schnell.
Bei höheren Alkoholkonzentrationen im Blut kommt es zur ausschließlichen
Lähmung nervöser Zentren. Der Betrunkene wirkt nicht mehr agitiert, er
ist müde, das Sprechen fällt ihm schwer, er ist unsicher im Gehen und
Stehen, die möglichen intellektuellen Leistungen schwinden mehr und
mehr, Primitivreaktionen kriminellen Einschlags können auftreten. Meist
schläft der Betrunkene ein. War die Alkoholdosis sehr hoch, so leitet
der Schlaf, aus dem der Betrunkene erweckbar ist, zur Bewußtlosigkeit
über, die Reflexe sind kaum noch auslösbar, die Pupillen sind weit, die
Atmung wird flach und unregelmäßig. Schließlich kommt es zur Atemlähmung, Herz- Kreislauf- und Temperaturregulation versagen, es tritt
der Tod ein.

Bei Tablettenintoxikationen, zu denen wir Vergiftungen mit barbiturathaltigen und nicht barbiturathaltigen Schlafmitteln, Sedativa, Psychopharmaka und sog. Mischpräparaten, besonders mit Analgetica rechnen,
ist der Vergiftungsbeginn gegenüber der Alkoholintoxikation verschieden.
In Anlehnung an die für Narkotika übliche Stadieneinteilung wird heute
zumeist der Vergiftungsablauf bei Schlafmittelintoxikationen nach
REED (4) beschrieben (Tabelle 3). Der Intoxikierte ist sofort schläfrig,
rüttelt man ihn nicht wach und verhindert durch eine Magenspülung eine
weitere Resorption des Schlafmittels, so geht allmählich die Vergiftung
in ein Koma über, zentrale Atemlähmung und Schock führen zum Tod. Ein
excitatives Stadium, wie wir es bei der Alkoholintoxikation kennen,
fehlt der Schlafmittelintoxikation. In einzelnen Fällen kann aber auch
bei einer Schlafmittelintoxikation ein Stadium durchlaufen werden,
welches bei oberflächlicher Beobachtung mit dem Excitationsstadium der

Tabelle 3. Stadien der Schlafmittelintoxikation, Vergiftungsablauf (nach REED)

Stadium	Symptomatik
O	Patient schläft, ist aber erweckbar. Wenn geweckt, oft läppisches Verhalten, auch aggressiv
1	Patient ist komatös, reagiert aber auf schmerzhafte Reize; Reflexe, Atmung, Blutdruck normal
2	Patient reagiert nicht mehr auf Schmerzreize; Reflexe noch auslösbar; Atmung, Blutdruck normal
3	keine Reaktion auf Schmerzreize, Sehenreflexe fehlen. Beginnend flache Atmung, hypotone Blutdruckwerte
4	keine Reaktion auf Schmerzreize, Sehenreflexe fehlen. Ausgeprägte, zentral bedingte Hypoventilation, Schock Tod

Alkoholvergiftung verwechselt werden kann. Bei leichten Intoxikationsgraden, also zu Vergiftungsbeginn, aber auch als sog. Durchgangs-
syndrom bei abklingender Intoxikation, zeigen die Patienten mitunter
ein agitiertes, oft aggressiv gefärbtes Verhalten, das oft sogar durch
die Zuwendung des Behandelnden provoziert wird. Dieses Verhalten, das
therapeutische Maßnahmen wie Magenspülung oder Anlegen von Infusionen
erschwert, ist sicher vergiftungsabhängig, jedoch auch psychisch über-
lagert, da meist suicidale Situationen vorliegen. Der weitere Vergiftungsablauf, der von REED ($\underline{4}$) für die Barbituratintoxikation konzi-
piert wurde, kann unserer Meinung nach in vereinfachter Weise auch auf
die genannten Tablettengruppen übertragen werden. Werden Intoxikationen
mit nicht barbiturathaltigen Schlafmittel, mit Sedativa oder Psychopharmaka beobachtet, so treten die bei therapeutischer Dosierung durchaus differenten Wirkungen zurück gegenüber dem allgemein hypnotischen
Effekt. Auch dieser überwiegt in der Symptomenhäufigkeit bei Prä-
paraten, die bei Überdosierung mitunter andere beeindruckende Neben-
wirkungen zeigen. So werden bei Vergiftungen mit methaqualonhaltigen
Schlafmitteln oft Krämpfe beobachtet, bromhaltige Schlafmittel führen
manchmal über Gerinnungsstörungen zu starken Magen-Darmblutungen.

Aus der Gegenüberstellung des Vergiftungsablaufs zwischen Alkohol-
und Tablettenintoxikation ist zu erkennen, daß ab dem Stadium der Bewußtlosigkeit eine Abgrenzung schwierig wird. Chemische Untersuchungen
von Blut, Urin oder Magensaft, die allein eine sichere Diagnosestellung
erlauben, sind für den Notfall zu zeitraubend, zumal wenn therapeutische
Maßnahmen davon abhängig gemacht werden sollen. Man muß deshalb oft mit
Hilfe anamnestischer Angaben, verschiedener Indizien und einfacher
körperlicher Befunde versuchen, beide Intoxikationen gegeneinander abzugrenzen. Eine weitere Differenzierung und auch Überprüfung der Diagnose
muß der Klinik, oft speziellen Abteilungen überlassen werden. Im
einzelnen ergeben sich eine Reihe einfacher Abgrenzungskriterien
(Tabelle 4). Das Befragen von Anwesenden ist von Bedeutung. Wenn sich
die Umstehenden nicht von selbst äußern, muß man mit gezielten Fragen
versuchen, Hinweise zu erhalten, jedoch Suggestivfragen vermeiden.
Objektiver sind Eindrücke und Wahrnehmungen, die man am "Tatort" erhält. Alkoholische Getränke in großer Zahl, Nähe von Gaststätten legen
eine Alkoholintoxikation nahe. Tablettenröhrchen oder andere Medika-
mentenbehälter sprechen für eine Tablettenintoxikation. Oft lassen sich
auch Zubereitungsgegenstände oder besondere Applikationsmittel wie
Saugschläuche oder Klistierspritzen sichern. Ein Abschiedsbrief beweist
fast eine Tablettenintoxikation, da "Tabletten" die häufigsten Suicid-

Tabelle 4. Mögliche Abgrenzungskriterien Alkohol - Tablettenintoxikation

Maßnahme, Beobachtung	Alkoholintoxikation	Tablettenintoxikation
Befragen von Anwesenden, Bekannten	"Wirtshausanamnese" "Alkoholiker"	"schon oft Selbstmordgedanken" "in den letzten Tagen viele Tabletten gekauft"
eingehende Umgebungs- untersuchung	alkoholische Getränke Nähe von Gaststätten	Tablettenröhrchen, Medika- mentendosen, oft in der Mehr- zahl und willkürlich zer- streut mitunter individuelle Zube- reitung (Anrühren im Becher, Aufziehen mit Klistierspritze) Abschiedsbrief
Prüfung der Ausatem- luft, Nasen-Rachenraum	typischer Acetaldehyd- geruch (Alkoholfahne)	kein typischer Geruch oft Tablettenreste im Mund
Pupillen	weit	eng
Hauttemperatur	warm	kühl
Hauterscheinungen	keine für die akute Ver- giftung verwertbare Hautzeichen	typische Blasenbildung (bei Barbituraten)
Nachweis mit speziellen Methoden	Dräger-Atemgas Blutprobe	chemischer Nachweis in Magen- saft, Urin, Blut

mittel sind. Eindeutig für eine Alkoholintoxikation spricht in jedem Fall der typische Alkoholgeruch der Ausatemluft. Die weiteren Befunde der körperlichen Untersuchung wie Pupillenweite und erhöhte Haut- temperatur sind zwar die Regel, treten jedoch nicht immer auf, da Umgebungsfaktoren modifizierend eingreifen oder die Zeitdauer der Ver- giftung noch zu kurz ist, als daß sich z.B. sog. Barbituratblasen ent- wickeln können. Bei schwersten Intoxikationsgraden werden zudem Haut- temperatur und Pupillenweite vergiftungsunspezifisch von dem sich ent- wickelnden Schock bestimmt. Spezielle Nachweismethoden, wie die Alkoholblutprobe oder chemischer Nachweis unterschiedlicher Tabletten- gruppen im Magensaft oder Urin können nicht, wie schon betont, zur Sofortdiagnostik eingesetzt werden. Bromhaltige Schlafmittel lassen sich dagegen einfach und schnell auf einer Abdomenübersichtsaufnahme als kontrastgebenden Magen-Darminhalt nachweisen. Zugegebenerweise ist es also schwierig, in vielen Fällen unmöglich, beide Vergiftungen im Stadium der Bewußtlosigkeit in kurzer Zeit differentialdiagnostisch zu trennen. Allerdings ist man nicht unbedingt genötigt, die exakte Diagnose zu stellen, da bei so schwerem Verlauf die Behandlung beider Intoxikationen nicht verschieden ist. Man wird Atmung, Herz und Kreis- lauf unter intensivmedizinischen Bedingungen überwachen und gegebenen- falls behandeln, gleichzeitig wird man den Magen spülen, Diarrhöen er- zeugen und eine forcierte Diurese einleiten, womit man vornehmlich eine Tablettenintoxikation angehen will.

Diese Behandlungsform empfiehlt sich stets bei kombinierten Alkohol- Tablettenintoxikationen. Die Zahl dieser Kombinationsvergiftungen ist im Wachsen. Nach unseren Erfahrungen spielt bei ungefähr jeder siebten Tablettenintoxikation die gleichzeitige Alkoholeinnahme toxikologisch eine wesentliche Rolle. Diese Kombinationswirkungen sind von unter- schiedlicher Ausprägung. Nach KLEIN (2) unterteilt man nach der

wechselnden Symptomatik diese Kombinationsvergiftungen in folgende
Gruppen ein:

1. Gleichzeitige Einnahme bestimmter Medikamente und Alkohol führt
   zu einer Unverträglichkeitsreaktion von Alkohol.
2. Gleichzeitige Einnahme von Alkohol und Medikamenten löst eine Verstärkung der Alkoholwirkung aus.
3. Gleichzeitige Einnahme von Alkohol und Medikamenten verändert die
   Alkoholwirkung (Tabelle 5).

Tabelle 5. Kombinationseffekte zwischen Alkohol und Medikamenten

1. Unverträglichkeit von Alkohol (sog. Antabuswirkung)	Alkohol	und	Antabus Sulfonylharnstoffe Biguanide Analgetica Antipyretica Antirheumatica
2. Verstärkung der Alkohol-wirkung	Alkohol	und	Barbiturate Phenthiazine Benzodiazepine Weckamine (Kalkstickstoff Nitroglykol Anilin Thiuram-Derivate)
3. Veränderung der Alkohol-wirkung	Alkohol	und	z.B. INH

Unverträglichkeit von Alkohol wird nach Gabe von Antabus beobachtet,
welches bekannterweise therapeutisch genutzt wird. Die dabei auftretende Schocksymptomatik kann jedoch auch bei Kombination mit täglich
benutzten Medikamentengruppen eintreten. Sulfonylharnstoffe und Bigu-
anide, Analgetica, Antipyretica sowie antirheumatische Mittel rufen
mit Alkohol ähnliche Reaktionen hervor. Als mittelnder pathogenetischer
Mechanismus dieser sog. Antabusreaktion wird eine Blockierung der
Leberaldehyddehydrogenase durch diese Medikamente verantwortlich gemacht (6); ein Anstieg des Acetaldehyds im Blut ist die Folge.

Eine Verstärkung der Alkoholwirkung verursacht eine Reihe von Hypnotika
und Psychopharmaka. Insbesondere ist auf die Schlafmittelgruppe der
Barbiturate hinzuweisen. Schon die Kombination therapeutischer Dosen
Barbiturate mit kleinen Mengen Alkohol kann deletär sein. Vor Jahren
wurde im Lancet (3) von einem Fall berichtet, bei dem es nach Genuß von
3 1/2 großen Gläsern Whisky und nachheriger Barbiturateinnahme von
0,6 g zum Einschlafen innerhalb von Stunden zum tödlichen Ausgang kam.
DOENICKE (1) ließ Studenten 6 Stunden nach Einnahme von 0,2 g Buto-
barbital 0,5 l Bier trinken. Die den jeweiligen Alkoholisierungsgrad
erfassenden Tests fielen fast ausschließlich pathologisch aus. Auch
nach Phenothiazinderivaten, Benzodiazepinen und Weckaminen kann die
Alkoholtoleranz weitgehend herabgesetzt werden. Bei den beiden ersten
Medikamentengruppen wird eher der narkotische Effekt des Alkohols verstärkt, während die Antidepressiva das excitative Moment der Alkoholwirkung betonen. Von arbeitsmedizinischem Interesse sind gewerblich
verwandte Stoffe: Kalkstickstoff, Nitroglykol, Anilin und Thiurame
steigern die Alkoholempfindlichkeit.

Zu den Medikamenten, die die Alkoholwirkung verändern, zählt man in
erster.Linie das als Tuberculostaticum eingesetzte Isonikotinsäure-
hydrazid. Bei dieser Substanz, die schon bei alleiniger Gabe als Ne-
benwirkungen cerebrale Symptome wie Schwindel, Kopfschmerzen und Benommenheit hervorrufen kann, löst nach zusätzlichem mäßigen Alkoholgenuß komatöse Zustandsbilder aus.

Für die praktische Anwendung ergibt sich aus dieser Aufstellung, daß
bei schweren Intoxikationen immer auch an derartige Kombinationsvergiftungen gedacht werden muß, zumal wenn eine Diskrepanz zwischen der
aufgenommenen Alkoholmenge und der Vergiftungstiefe besteht. Es muß
auch bedacht werden, daß schwere Komata nicht allein Vergiftungsfolge
zu sein brauchen. Bei über 1200 beobachteten Vergiftungsfällen unserer
Entgiftungszentrale in den Jahren 1970 - 1972 fand sich je eine Alkohol-
und Schlafmittelintoxikation, bei der jeweils ein durch Sturz ent-
standenes subdurales Hämatom Ursache des protrahierten Verlaufs war.
Es empfiehlt sich deshalb die Diagnostik und Behandlung der Alkohol-
und Tablettenintoxikation nicht zu routinemäßig und schematisch zu be-
treiben, um nicht andere Komaursachen zu übersehen. Auch wenn eine
Alkohol- oder Tablettenintoxikation sicher ist, sollte stets eine eingehende neurologische Untersuchung erfolgen, die bei auffallender
Symptomatik (ungleiche Pupillenweite, Halbseitensymptomatik) durch
Echoencephalogramm, eventuell angiographische Untersuchungen ergänzt
werden kann.

Andere Intoxikationen, die in der Häufigkeitsskala (Tabelle 1) weit
hinter den Tablettenintoxikationen rangieren, sind wegen ihrer differenten Symptomatik auch im Stadium der Bewußtlosigkeit relativ einfach
von der Alkoholintoxikation abzugrenzen. Nach unseren statistischen
Aufstellungen für den Raum Mainz handelt es sich um Vergiftungen mit
Alkylphosphaten, Säuren, Laugen und Kohlenmonoxyd.

Es soll nicht im einzelnen auf die Symptomatik der genannten Intoxikationen eingegangen werden. Eine Intoxikation mit Säuren und Laugen
hinterläßt bei oraler Aufnahme immer Ätzspuren an Lippen, Mund- und
Rachenschleimhaut, so daß auch beim bewußtlosen, im Schock befindlichen
Patienten die Inspektion dieser Regionen auf die toxikologisch wirk-
same Substanz hinweist. Ebenfalls im Stadium der Bewußtlosigkeit ist
eine Kohlenmonoxydvergiftung kaum mit einer Alkoholintoxikation zu ver-
wechseln. Die Lokalität, in der der Bewußtlose gefunden wird, Garagen,
schlecht belüftete Räume mit Kohleöfen, führt meist auf die richtige
Fährte. Zudem ist die fleckige, rosarote Hautfarbe des Patienten, die
die Eigenfarbe des CO-Hb verursacht, so charakteristisch, daß eine
Blickdiagnose möglich ist. Sollte sich schon ein Schock ausgebildet
haben, der die Hautfarbe modifizieren kann, so kann notfallmäßig eine
einfache qualitative Probe weiterhelfen: 1 Tropfen Blut in 50 ml Wasser
gebracht, führt bei einer Kohlenmonoxydvergiftung zu einer rosaroten
Verfärbung des Wassers. Diese grob orientierende Probe und auch - unter
klinischen Bedingungen - die CO-Hb Bestimmung sollten jedoch in ihrem
Ergebnis nicht abgewartet werden, bis mit einer Sauerstoffbeatmung begonnen wird. Die Alkylphosphatvergiftung ist wohl in ihrem Ablauf die
eindrucksvollste Vergiftung überhaupt. Eine Vielzahl schnell nacheinander ablaufender Vergiftungserscheinungen, vor allem die motorischen
Änderungen wie Wechsel der Pupillenweite, Krämpfe der Körpermuskulatur,
dann profuse Schweißausbrüche und asthmaartige Atemnot, die zum tödlichen Ausgang überleitet, unterscheidet sich deutlich von allen Stadien
der Alkoholintoxikation. Eine diagnostische Unsicherheit kann nur dann
entstehen, wenn der Notdienst den bewußtlosen, regungslos daliegenden
Intoxikierten präfinal antrifft, was wegen des schnellen Vergiftungs-
ablaufs.gar nicht so selten ist. In diesem Fall ist zwar die Diagnose
Nebensache, da eine sog. primär motivierte Intensivtherapie dringlich
und deswegen vorrangig ist, einfache Beobachtungen führen aber auch

hier schnell zur richtigen diagnostischen Zuordnung. Der typische, allen Alkylphosphaten gemeinsame abstoßende Geruch, enge, stecknadelkopfgroße Pupillen, fibrilläre Zuckungen der Gesichtsmuskeln, feuchte, schweißige Haut und angestrengte, giemende und brodelnde Atmung des Bewußtlosen, dem schaumige Blasen eines Lungenödems vor dem Mund stehen können, sind bei diesem Zusammentreffen Kriterien einer Alkylphosphatvergiftung.

Literatur

1. DOENICKE, A.: Beeinträchtigung der Verkehrssicherheit durch Barbiturat-Medikation und durch die Kombination Barbiturat/Alkohol. Drug. Res. 12, 1030 (1962).
2. KLEIN, H.: Alkohol und Medikamente. Fortschr. Medizin 82, 5 und 9 (1964).
3. IMRE, J.A.: Acute alcohol poisoning. Brit. med. J. 1955/II, 428.
4. REED, C.E., DRIGGS, M.F., FOOTE, C.C.: Acute barbiturate intoxication: a study of 300 cases based on a physiologic system of classification. Ann. intern. Med. 37, 290 (1952).
5. SCHUSTER, H.P.: Häufigkeit und Therapie vitaler Funktionsstörungen bei exogenen Intoxikationen. Dtsch. med. Wschr. 96, 851 (1971).
6. WAGNER, K., WAGNER, H.J.: Handbuch der Verkehrsmedizin. Springer-Verlag: Berlin-Heidelberg-New York 1968.

PHASEN DER AKUTEN ALKOHOLINTOXIKATION

Von J.G. Gostomzyk

Alkohol ist in unserer Gesellschaft eine legitime Droge und der Alkoholrausch ist sehr wahrscheinlich die häufigste akute Intoxikation des
Menschen in den industrialisierten Ländern. So sind nach einer Schätzung
von POPPER ca. 10 Mill. Amerikaner als Alkoholiker zu betrachten (1).
Das Bundesministerium für Jugend, Familie und Gesundheit veröffentlichte
1974 das Ergebnis einer Umfrage, danach halten es ca. 69 % der Befragten
für gerechtfertigt, sich gelegentlich zu betrinken. 60 % der Befragten
glaubten, die meisten Menschen würden täglich Alkohol trinken. Nach Aus-
wertung der Angaben über den eigenen Alkoholkonsum waren es nur (!)
36 % der Befragten (2).

Nach einer im Jahre 1972 in Rheinland-Pfalz durchgeführten Befragung von
4 201 Schülern verschiedener Schultypen (Haupt-, Real-, Berufsschule,
Gymnasium) (Abb. 1), verfügten 75,8 % der Schüler bereits über eigene
Erfahrungen mit Alkohol. Von den 12 - 21 Jahre alten Schülern waren
immerhin 90 % jünger als 18 Jahre. In der Gruppe der Drogenkonsumenten
war der Anteil der Schüler mit Alkoholerfahrung noch größer (3).

Der Alkoholrausch ist nur eine der möglichen Folgen des Alkoholkonsums
(Abb. 2). Wegen der thematischen Begrenzung meines Vortrages unter-
bleiben jedoch Ausführungen über die chronische Alkoholintoxikation
und deren Folgen im individuellen und sozialen Bereich. Auch auf die
Möglichkeit einer veränderten Alkoholtoleranz beim Zusammentreffen
von Alkoholaufnahme mit Krankheit, Unfall, Medikamenten- oder Drogen-
Einnahme soll nicht eingegangen werden. Unberücksichtigt bleiben auch
alkoholrauschartige Zustände anderer Genese.

Die zunehmende Notwendigkeit für Arzt und Laien, sich mit der akuten
Alkoholvergiftung zu befassen, geht z.B. hervor aus einer Zusammen-
stellung der Ursachen für Notaufnahmen in das Hamburger Krankenhaus
Skt. Georg. Sie zeigt eine erhebliche Zunahme der Alkoholfälle bei Notaufnahmen im Jahre 1970 gegenüber 1965. Unter den Frauen stieg der Anteil der akut Alkoholintoxikierten von 2,9 % auf 4,6 % und bei den
Männern von 3,8 % auf 12,3 % der Aufnahmen der Notfallstation (4).

Im Ablauf der akuten Alkoholintoxikation werden 2 Phasen unterschieden.
Die erste Phase ist die Anflutungsphase oder Resorptionsphase, erkennbar
am steigenden Blutalkoholspiegel. Ihr folgt die Eliminationsphase, für
die ein Abfall der Blutalkoholkonzentration charakteristisch ist.

Die Geschwindigkeit des Anstieges der Blutalkoholkonzentration in der
Resorptionsphase ist vom Trinkverlauf abhängig. Nach hastigem Trinken
konzentrierter Alkoholika auf nüchternen Magen erfolgt der Übergang des
Alkohols aus dem Magen-Darm-Trakt in das Blut schneller und entsprechend
verläuft der Anstieg des Blutalkoholspiegels steiler als bei langsamer
Aufnahme eines niederprozentigen Getränkes während oder nach einer
reichlichen Mahlzeit.

Erfolgt der Anstieg der Blutalkoholkonzentration während der Anflutungsphase schnell, so werden die Symptome der Alkoholisierung verstärkt. Zu
den alkohol-bedingten, psychophysischen Ausfallserscheinungen gehören:
Enthemmung, herabgesetzte Kritikfähigkeit, verändertes Affektverhalten,

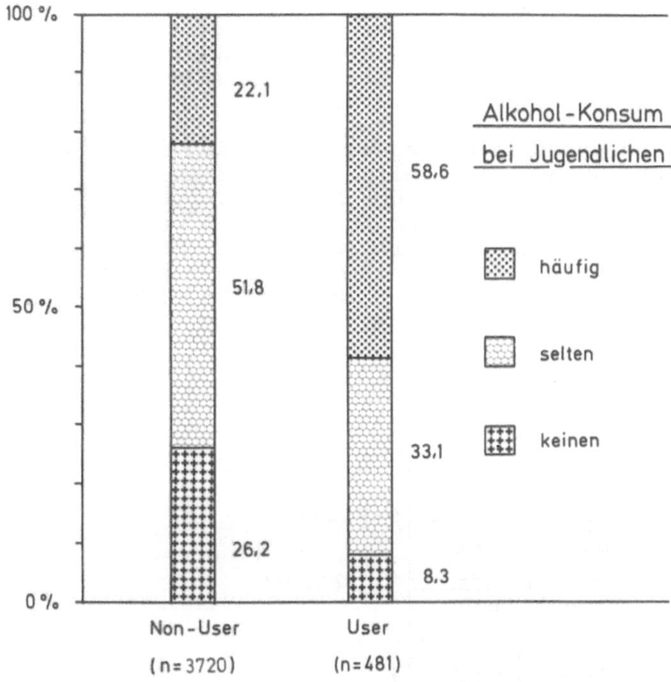

Abb. 1. Alkohol ist für Jugendliche, ebenso wie für Erwachsene, das häufigste Rauschmittel. In Rheinland-Pfalz hatten 1972 von 4 201 befragten Schülern im Alter zwischen 12 – 21 Jahren bereits 75,8 % der Schüler eigene Erfahrungen mit Alkohol. Die Abbildung zeigt, daß der Anteil der Schüler mit Alkoholerfahrung in der Gruppe der Schüler mit Drogenerfahrung (User) größer war als in der Schülergruppe ohne Drogenerfahrung

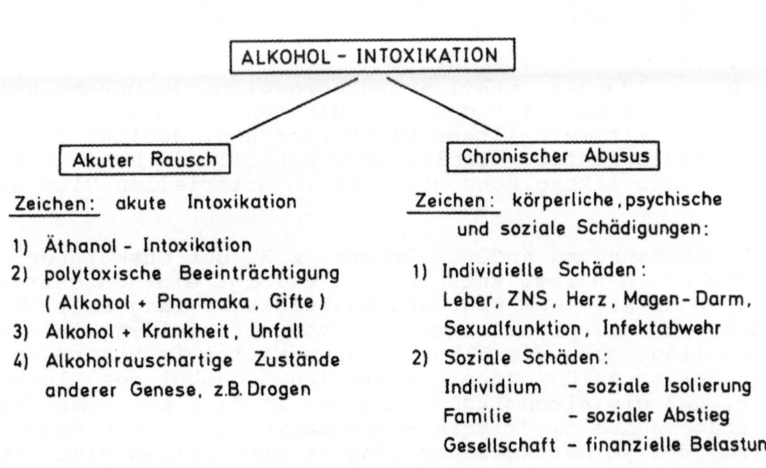

Abb. 2. Als typische Folgen des Alkoholabusus sind zu unterscheiden der Rausch als akute Intoxikation und der chronische Mißbrauch, der zu schwerwiegenden Störungen der Gesundheit des Trinkers und seiner sozialen Bezüge führt

sowie Störungen von Reaktionsverhalten, Koordination, Gleichgewichts-
regulation, Sprache u.a. Diese Symptome sind bei gleichhoher Blutalkoholkonzentration während der Anflutungsphase in der Regel stärker
ausgeprägt als in der Eliminationsphase. Man spricht von einem
promilleinadaequaten Verhalten.

Dieses promilleinadaequate Verhalten wird dadurch verursacht, daß der
Alkoholspiegel im Gehirn schneller ansteigt und höhere Konzentrationen
erreicht als im Blut der Armvenen, aus denen in der Regel die Proben
zur Blutalkoholbestimmung entnommen werden. An einem schematisierten
Kreislauf soll dies erklärt werden (Abb. 3). Der aus Magen und Darm
resorbierte Alkohol gelangt in das zentralvenöse Blut und führt hier
und im arteriellen Blut zu einer bestimmten Blutalkoholkonzentration.

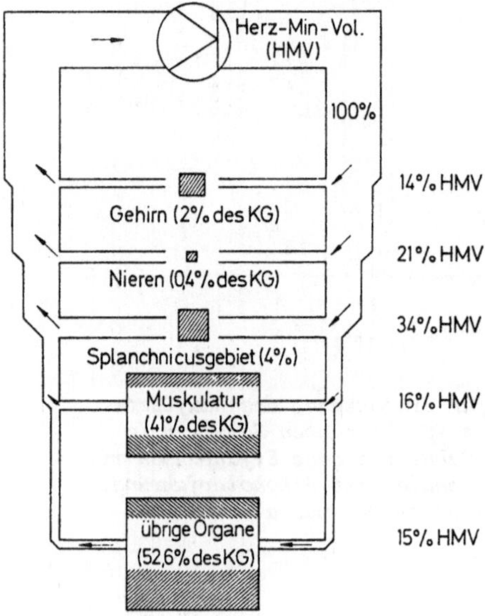

Abb. 3. Dargestellt ist der Anteil
einzelner Organe bzw. Organsysteme
am Herzminutenvolumen (Anteil am
Herz-Minuten-Volumen (HMV) / Anteil
am Körpergewicht). Das Gehirn gehört
zu den Organen mit hohem Blutdurchfluß

Das Gehirn, dessen Anteil am Körpergewicht im Durchschnitt 2 % aus-
macht, erhält ca. 14 % des Herz-Minuten-Volumens, es ist also eines
der Organe mit reichlicher Blutversorgung. Bedingt durch diesen reichlichen Blutdurchfluß erfolgt sehr schnell ein Konzentrationsausgleich
zwischen der Alkoholkonzentration im arteriellen Blut und im Hirn-
gewebe.

Die Blutversorgung anderer Organe, z.B. der Muskulatur, ist geringer
als die des Gehirns. Entsprechend erfolgt ein Konzentrationsausgleich
zwischen arteriellem Blut und Muskelgewebe langsamer. Während der Zeit,
in der ein Konzentrationsgefälle vom arteriellen Blut zum Gewebe besteht, liegt dann die Alkoholkonzentration im abströmenden Venenblut
unter der im zuführenden arteriellen Schenkel des Blutstromes. Daraus
folgt, daß die Alkoholkonzentration im Blut einer Armvene während der
Anflutungsphase niedrigere Werte aufweist als die Konzentration im
Gehirn, die ja der Konzentration im arteriellen Blut entspricht. Erst
nach Erreichen des Verteilungsgleichgewichtes (Diffusionsgleichgewicht)
mit Beginn der Eliminationsphase, wenn sich der Alkohol gleichmäßig im
Körperwasser verteilt hat, besteht eine engere Beziehung zwischen dem
Blutalkoholspiegel im Venenblut und dem Alkoholisierungsgrad (5).

Die, durch die ungleichmäßige Verteilung des Alkohols im Organismus,
bedingte zeitweise Konzentrationsüberhöhung im Gehirn während der
Anflutungsphase kann somit zu stärkeren psychophysischen Leistungs-
minderungen führen, als dies nach der Trinkmenge oder nach der im
Venenblut festgestellten Blutalkoholkonzentration zu erwarten wäre.
Entsprechende Untersuchungen über arterio-venöse Konzentrations-
differenzen (Abb. 4) haben Unterschiede bis zu 0,6 ‰ ergeben (6).

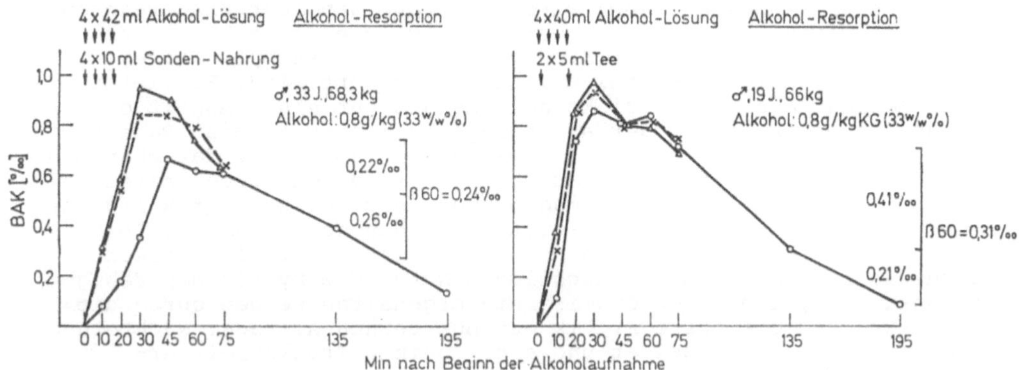

*Abb. 4. Verlauf der Alkoholkonzentration im arteriellen Blut, im zentral-venösen
und peripher-venösen Blut nach Alkoholresorption aus dem Magen-Darm-Trakt beim
Menschen.*
V. cubitalis o ——— o
zentrale Vene (rechter Vorhof) x - - - x
A. radialis △ ——— △

Die dargestellten pharmakokinetischen Abläufe im Organismus sind bei
der diagnostischen Beurteilung alkoholbedingter Bewußtseinstrübungen
zu beachten. Sie sind ferner zu berücksichtigen, wenn gutachterliche
Stellungnahmen gefordert werden, etwa zur alkoholbedingten Leistungs-
minderung von Verkehrsteilnehmern oder zur Verursachung von Arbeits-
unfällen, oder auch bei der Begutachtung einer Minderung oder Auf-
hebung der Zurechnungsfähigkeit bei kriminellen Delikten, insbesondere
bei Gewalttaten.

Auf dem Kongreß für ärztliche Fortbildung in Berlin, 1974, berichtete
FEUERLEIN (7) über die Untersuchung von Alkoholikern, die einen Selbstmordversuch begangen hatten. Er unterteilte diesen Patientenkreis in
2 Gruppen, wobei sich bestimmte Motivationen zur suicidalen Handlung
einer bestimmten Phase der Alkoholintoxikation zuordnen ließ.

Die Personen der ersten Gruppe versuchten, durch die Tat massiv auf-
gestaute Gefühle abzureagieren. Die Selbstmordhandlung erfolgte aus
einem plötzlich unvorhersehbaren explosiven Aggressionsimpuls, meist
bei ansteigendem Blutalkoholspiegel.

Die zweite Personengruppe beging ihre Selbstmordhandlung aus einer
depressiven Verstimmung heraus, meist am Ende einer Trinktour, bei
fallendem Blutalkoholspiegel oder in der Abstinenzphase. Oft be-
standen nur noch Restzeichen einer akuten Alkoholintoxikation.

Die von FEUERLEIN dargelegten phasenspezifischen Motivationen für
Suicidhandlungen unter Alkohol entsprechen offenbar dem zweiphasigen

Verlauf der akuten Alkoholintoxikation mit anfänglich gesteigerten
Aktivität und späterem depressiven Verhalten, wobei auftretende
Aggressionen gegen die eigene Person gerichtet wurden. Insgesamt
spielt die Alkoholisierung bei Suicidhandlungen eine große Rolle.
BERNER (8) berichtete aus der Wiener Psychiatrischen Klinik, daß
Alkohol in 70 % der Fälle bei Suicidhandlungen mitbeteiligt war.

Indem man einen Katalog negativer Folgen des Alkoholkonsums vorlegt,
wird man weder der Rolle der legitimen Droge "Alkohol" in unserer
Gesellschaft voll gerecht, noch wird die große Zahl der Eingeweihten
dadurch sonderlich beeindruckt. Überhaupt ist die reine Abschreckungs-
methode bei der Bekämpfung der Suchtgefahren eine stumpfe Waffe,
insbesondere wenn sie emotional-unsachlich geführt wird. So bietet
etwa der Bericht aus einer Trinkerheilanstalt nur einen Aspekt der
Folgen des Alkoholkonsums, der allerdings beim eigentlichen Rausch-
erlebnis kaum jemals bedacht wird. Zwar gehört zur Sucht das Phänomen
des Rausches, aber nicht jeder Rausch ist als pathologisch anzusehen.
Wer sich mit Alkohol berauscht, mag oftmals suchen, was der Religions-
wissenschaftler WILLIAM JAMES (9) mit folgenden Worten umriß: "Die
Herrschaft des Alkohols über die Menschheit ist zweifellos seiner
Macht zuzuschreiben, in der menschlichen Natur die mystischen Fähigkeiten anzuregen, die üblicherweise niedergehalten werden durch die
kalten Fakten und die dürre Kritik des nüchternen Alltags. Nüchtern-
heit vermindert, unterscheidet und sagt "nein", Trunkenheit erweitert, verbündet und sagt "ja" ....".

Ich möchte dieses Referat mit einen Hinweis abschließen, der vorerst
nur indirekt den, im Mittelpunkt dieser Tagung stehenden, gefährdeten,
Menschen betrifft. An unseren Universitäten und Kliniken werden die
zukünftigen Ärzte ausgebildet, wobei als Orientierungsgröße der Arzt
an einer größeren Klinik, wenn nicht gar der medizinische Forscher,
gilt. Aber es werden Fragen laut nach dem Bezug zwischen·Ausbildung
der jetzigen Medizinstudenten und ihrer späteren Tätigkeit als Ärzte.

DIAMOND (10) hat eine Liste der Dinge zusammengestellt, die aller
Voraussicht nach die Lebensqualität der kommenden 30 Jahre wesentlich
mitbestimmen werden (Tabelle 1). Auch der Alkohol wird eines der großen
Probleme sein, wobei seine Rolle in weiteren angeführten Problemkreisen
wie Selbstmord, Mord, Jugendkriminalität usw. erfahrungsgemäß nicht
unterschätzt werden darf.

Dieser Ausblick in eine Zukunft, die schon begonnen hat, sieht den
Arzt in der nachindustriellen Gesellschaft in wachsendem Umfang als
wissenschaftlichen und moralischen Ratgeber und Anwalt der Menschen.
Bei der Curriculumplanung für die Ausbildung zukünftiger Ärzte sollte
deshalb dafür Sorge getragen werden, daß diese nicht unvorbereitet
mit einer sich wandelnden Rollenerwartung konfrontiert werden, deren
Dimensionen jetzt bereits erkennbar werden.

Tabelle 1. Liste der Probleme, welche aller Voraussicht nach das Leben der Menschen in den nächsten 30 Jahren in hohem Maße beeinflussen werden. Auf die Konfrontation mit diesen Problemen sollten die zukünftigen Ärzte bereits während ihrer Ausbildung vorbereitet werden (nach DIAMOND)

Birth control	Suicide
Genetic manipulation	Bordedom, both from leisure and age
Euthanasia	Sex
Environmental pollution	Divorce
Physical disuse	Juvenile delinquency
Nourishment	Prison reform
Psychological trauma	Mental deficiency
Narcotics	Neurosis
Alcohol	Psychosis
Veneral disease	Transplantation
Highway trauma	Resuscitation
Murder	

Literatur

1. POPPER, H.: Alcoholic hepatitis – an experimental approach to a conceptual and clinical problem. New Eng. J. Med. 159 (1974).
2. Erhebung des Bundesministeriums für Jugend, Familie und Gesundheit. Referat in: Med. Welt Report 25, 220 (1974).
3. GOSTOMZYK, J.G., EDELMANN, H., STOLL, J.E.: Rauschmittel in Rheinland-Pfalz. Pressestelle der Johannes-Gutenberg-Universität, Mainz (1973).
4. FRANZ, G.: Therapiewoche 38, 3109 (1972).
5. GOSTOMZYK, J.G.: Beziehungen zwischen Verteilung und gesteigerter Wirkung applizierter Substanzen am Beispiel des Äthylalkohols. Der Anaesthesist 20, 165 (1971).
6. GOSTOMZYK, J.G., GYALOG, G., REULEN, H.J.: Anflutung und Verteilung von Alkohol bei oraler Resorption. Z. Rechtsmedizin 70, 46 (1972).
7. FEUERLEIN, W.: Kongreß für ärztliche Fortbildung in Berlin 1974. Referiert in: Praxis Kurier vom 28.8.1974.
8. BERNER, E.P.: Kongreß für ärztliche Fortbildung in Berlin 1974. Referiert in: Praxis Kurier vom 28.8.1974.
9. JAMES, W., zitiert nach Gelpke in: Drogen und Seelenerweiterung. 2. Aufl., S. 224. München: Kindler-Verlag.
10. DIAMOND, E.G.: The physician and the quality of life. JAMA, 228, 1117 (1974).

Psychiatrie der akuten Alkoholvergiftung und akute Alkoholpsychosen

Von U.H. Peters

Einfacher Alkoholrausch

Nachdem Professor FREY bereits festgestellt hat, daß es sich beim
Alkoholrausch "eigentlich" um eine Narkose handelt, die in Europa
seit den ältesten Zeiten angewendet wurde und nachdem von pharma-
kologischer Seite bereits festgestellt wurde, daß es sich beim Rausch
um eine akute Vergiftung mit Äthylalkohol handelt, kann ich von
psychiatrischer Seite her betonen, daß der Rausch "eigentlich" eine
akute, rasch vorübergehende Intoxikationspsychose darstellt. Man muß
hinzufügen, daß Alkohol zwar sehr oft genossen wird, um diese "akute
Psychose" hervorzurufen, daß aber unsere Kultur Alkoholgenuß bis zu
diesem Grade nicht sanktioniert.

Der Alkoholrausch ist innerhalb unserer Kultur so bekannt, daß sich
die Darstellung auf eine Hervorhebung wesentlichster Dinge beschränken
kann.

Die Wirkung des Alkohols ist von verschiedenen Faktoren abhängig:

1. von einer individuellen Disposition, die vererbt wird, sich im
   Laufe des Lebens aber verändern kann;
2. von der Menge des genossenen Alkohols;
3. von der Schnelligkeit der Aufnahme des Alkohols in den Körper;
4. von der Gewöhnung an den Alkoholgenuß.

Die Alkoholaufnahme führt u.a. auch zu körperlichen (neurologischen)
Symptomen:

1. Gangunsicherheit (cerebellare Ataxie),
2. Störungen der feineren motorischen Innervation, erkenntlich bei
   feinen Hantierungen und beim Schreiben,
3. lallende Sprache,
4. Herabsetzung der Muskelspannung (Hypotonie).

Die neurologischen Alkoholfolgen werden gewöhnlich nicht gesucht,
sondern als unangenehme Begleiterscheinungen empfunden.

<u>Psychische Symptome des Alkoholrausches.</u> Gereiztheit oder Euphorie,
Selbstüberschätzung, Enthemmung, Rededrang, Denkstörungen in Form von
erschwerter Auffassung, Konzentrationsstörungen und Lockerung des
Denkzusammenhanges bei dem subjektiven Gefühl verbesserter geistiger
Leistungen durch Kritiklosigkeit und Urteilsschwäche. Außer dieser
mehr expansiven Form gibt es eine seltenere depressive, in der es aus
Lebensüberdruß zu Selbsttötungshandlungen kommen kann. Keine einzige
dieser psychischen Wirkungen ist für sich allein maßgebend, sondern
gerade diese sonderbare Kombination muß als Ursache sowohl der subjektiven Beliebtheit als auch der sozialen Folgen des Alkoholgenusses
angesehen werden. Grob geschätzt sind 50 % aller Straftaten und 25 %
aller Kliniks- und Anstaltsaufnahmen in der Psychiatrie als Folge
von Alkoholgenuß anzusehen.

Abnormer Rausch

Außer dem "normalen" Rausch, den fast jeder Mensch aus eigener Erfahrung kennt, gibt es einen abnormen Rausch. Man kann auch von einem erregten Rausch sprechen. Er unterscheidet sich vom "normalen" oder "einfachen" Rausch dadurch, daß sehr rasch eine sehr starke vitale Erregung auftritt. Dabei besteht als Grundstimmung dieser Rauschform eine Gereiztheit. Diese führt dazu, daß der Berauschte sich von allen Seiten benachteiligt, in seinen Rechten eingeschränkt und falsch behandelt fühlt. Aus dieser Gereiztheit und der vitalen Erregung heraus kann es zu Taten kommen, welche der nüchternen Persönlichkeit völlig fremd sind. Dennoch bleiben Erlebniszusammenhang und Orientierung in groben Zügen erhalten. Es sind Berauschte, die in schwerer Erregung auf alles einschlagen oder einstechen können, was ihnen in den Weg kommt, sich dabei aber vermeintlich und subjektiv im Zustand der Verteidigung befinden. Es sind dieselben Berauschten, welche - wenn sie überhaupt eine Erinnerung an das Geschehene bewahren - am nächsten Tage behaupten, sie seien nur deshalb unruhig und aggressiv gewesen, weil man sie angegriffen und ungerecht behandelt habe. Es muß hervorgehoben werden, daß dies keineswegs eine Schutzbehauptung zu sein braucht, sondern die feste subjektive Überzeugung zum Ausdruck bringen kann, daß dies zum Wesen der Reizbarkeit gehört.

Etwa in einem Drittel der abnormen Räusche erscheinen noch flüchtige Wahneinfälle, besonders in Form einer vermeintlichen Bedrohung. Ferner kann es zu sog. "trunkfälligen Halluzinationen" kommen, oft in Form von schattenhaften Gestalten, die gesehen werden. In 70 % der Fälle ist die Erinnerung an das Geschehen im abnormen Rausch nur im großen und ganzen vorhanden, während viele Einzelheiten entfallen sind. In 10 % der Fälle bestehen große Gedächtnislücken oder eine völlige Erinnerungslosigkeit (Amnesie) (nach BINDER). Auch für das Auftreten von abnormen Räuschen ist eine gewisse Disposition Voraussetzung. Diese Zustände treten also immer wieder bei den gleichen Trinkern auf, die oft genug sowohl den örtlichen Polizeibehörden als auch den Krankenhäusern aus zahlreichen Erfahrungen bekannt sind.

Pathologischer Rausch

Als pathologischen Rausch bezeichnet man Zustände, bei denen der Alkoholrausch zu einer schweren Erregung führt. Der Zustand beginnt gewöhnlich mit einer psychischen Erregung, die sich an einen Anlaß anknüpft. Typisches Beispiel ist, daß ein Angetrunkener aus dem Wirtshaus tritt und in der Tür Streit bekommt. Es folgt ein Dämmerzustand mit Desorientierung und Personenverkennung, fast immer auch mit einer schweren motorischen Erregung. Dabei kann es zu schweren und sinnlosen Gewalttaten kommen. Der Zustand endet meistens mit einem Schlaf (Terminalschlaf). Er ist auch später noch daran zu erkennen, daß eine (fast) vollständige Erinnerungslücke für die Dauer des Zustandes besteht und daß diese Erinnerungslücke (Amnesie) zeitlich scharf begrenzt ist. Häufig fehlen die Erscheinungen der normalen Alkoholwirkung, so daß der Betreffende auf den ersten Blick nicht wie ein Berauschter wirkt. Häufig ist auch dem Zustand nur ein geringer Alkoholgenuß vorausgegangen, der das Auftreten eines Rausches noch nicht erwarten läßt.

Voraussetzung für das Auftreten eines pathologischen Rausches sind wieder bestimmte Dispositionen: Hirnverletzungen, Hirnarteriosklerose, chronischer Alkoholismus, Übermüdung und seelische Erregung.

Delirium tremens

Im Gegensatz zu den vorhergenannten Zustandsbildern tritt das Delirium
tremens nicht unmittelbar als Folge einer Alkoholintoxikation auf.
Voraussetzung ist hier vielmehr ein langwieriger reichlicher Genuß
von alkoholischen Getränken (Alkoholmißbrauch).

<u>Definitionen</u>. Delirium tremens ist eine akute körperlich begründbare
Psychose, die ausschließlich nach (langjährigem) Alkoholgenuß auftritt
und bei lebhafter halluzinatorischer Symptomatik innerhalb von längstens
10 Tagen vollständig wieder abklingt.

<u>Geschichte</u>. Erste Beschreibung und Namensgebung erfolgten durch SUTTON
(1813), der auch schon die wesentliche Symptomatik und die Ursache be-
schrieb. Die Bezeichnung wird seitdem in völlig gleicher Form in allen
Sprachen geführt. Seit der Beschreibung SUTTONs gibt es in der euro-
päischen Psychiatrie zahlreiche und ausführliche Beschreibungen. Für
die deutschsprachige Psychiatrie hat sich insbesondere BONHOEFFER
(Die akuten Geisteskrankheiten der Gewohnheitstrinker. Jena 1901) um
die ausführliche klinische Beschreibung verdient gemacht.

<u>Klinisches Bild</u>. Das klinische Bild ist gekennzeichnet durch ein Bei-
einander von psychischen und körperlichen Symptomen, die jedes für sich
zwar auch in anderen Zusammenhängen vorkommen, im Zusammenwirken aber
dem Bild ein sehr charakteristisches Gepräge geben. Das Krankheitsbild
ist stets von lebhaften Halluzinationen begleitet. Auf verschiedenen
Sinnesgebieten treten gleichzeitig kombinierte Halluzinationen auf,
die zu szenenhaften halluzinatorischen Erlebnissen zusammenfließen.
Dabei überwiegen Halluzinationen auf optischem Gebiet; fast ebenso be-
deutend sind akustische und haptische Halluzinationen. Diese werden vom
Kranken als sehr realistisch erlebt und oft unmittelbar in die normale
Realität hineinprojiziert. Gewöhnlich haben die Halluzinationen einen
angsterregenden Inhalt, da sie von einem ängstlichen Affekt getragen
werden.

"Unabhängig von der tatsächlichen Umgebung bewegt sich der Delirante
in einer halluzinierten Situation, die seinem Berufsleben oder wenig-
stens einer gewohnten Beschäftigung entnommen ist. Der Schreiber wähnt
sich im Büro, der Kutscher auf dem Bock oder bei seinen Pferden im
Stall, der Fleischer macht Würste, kauft Schlachttiere, der Kellner
bedient Gäste, der Anatomiediener sargt Leichen ein oder stellt
Präparate zurecht. Eine nicht seltene Situationsverkennung ist auch
die Wirtsstube ......

Es ist für den Deliranten gänzlich gleichgültig, welcher Art die Umgebung ist, in der er sich befindet. Er illusioniert und halluziniert
im Sinne dieser dominierenden Vorstellungsreihe. Es kommen infolgedessen Verkennungen zustande, bei denen von irgendeiner sinnlichen
Ähnlichkeit keine Rede ist. Ein Fischer behauptet von einer Bettdecke,
es sei eine Angelrute; den Fußboden hält er für Wasser, sein Kopf-
kissen für einen Krebs. Eine Delirantin zeigt ihr zusammengerolltes
Taschentuch als Kind usw. ... Wir sehen dann den Inhalt der Halluzinationen besonders häufig beeinflußt durch die Affektlage. Insbesondere sind es bedrohliche Gesichts- und Gehörtäuschungen, die man
beobachtet. Abenteuerliches wird bevorzugt. Er halluziniert Gewehr-
läufe, die auf ihn zielen, abgehauene Köpfe, Feuer, zusammenstürzende
Wände, große Löcher, die sich vor ihm auftun, herabstürzendes Wasser,
in dem er zu ertrinken fürchtet, böse Fratzen und Tiere, er hört
schießen, Schimpfworte, Drohungen, er solle lebendig begraben, ge-
köpft, geviertteilt werden, er hört Totengesänge. Alle nur erdenklichen
bedrohlichen Angstvorstellungen können in der Form von Halluzinationen

im Delirium auftreten ..... Es ist den optischen Halluzinationen eigen, daß sie oft bewegt erscheinen. Der Delirante zeigt seine Sinnestäuschungen selten auf bestimmte Orte fixiert; die Dinge sind für ihn in Bewegung; es kriecht, läuft, fließt. Die Räume, in denen er sich bewegt, schwanken, er sieht Mauern sich senken und Kirchtürme einstürzen. Das häufig sich darbietende Bild, daß der Delirante sich schweißtriefend gegen die Wand stemmt, hat meist in einer solchen Sinnestäuschung, daß die Wände schwanken und von oben einzustürzen scheinen, die Ursache. Mit dieser Neigung zu bewegten Halluzinationen stehen die bekannten Tiervisionen in Zusammenhang" (BONHOEFFER, 1901). Tierhalluzinationen (weiße Mäuse) prägen jedoch das Bild nicht ausschließlich, wie man nach einem weitverbreiteten Glauben für richtig halten könnte. "Die Hände sind der Ort für Tasthalluzinationen bestimmter Gegenstände. Auch hier ist meist die Alltagsbeschäftigung für den Inhalt der Halluzinationen maßgebend. Sehr oft werden Geldstücke halluziniert; Lehm, Kalk, Ölfarben, Land, Brotteig, Nadeln werden gefühlt" (BONHOEFFER). Im Munde werden Fäden, Würmer, Haare u.v.a. gefühlt. Viele Kranke haben das Gefühl des Fahrens, Fliegens, Gedrehtwerdens. Besonders im Beginn können die Patienten aktiv in das halluzinatorische Geschehen eingreifen. Sie können sich gegen vermeintliche Angreifer zur Wehr setzen. Sie greifen nach den halluzinierten Wesen oder Gegenständen. Sie rufen halluzinierten Personen etwas zu. Eine Patientin in einer Augenklinik sah z.B. vor ihrem Fenster einen Kampf zwischen ihrem Ehemann und einem anderen Mann und rief laut ihrem Ehemann Mut zu und warnte ihn vor scheinbar von ihm ungesehenen Angriffshandlungen seines Gegenübers. Auch die real vorhandenen Personen werden oft in das halluzinatorische Geschehen einbezogen und damit verkannt. Gelegentlich gelingt es durch Druck auf den Augapfel Halluzinationen hervorzurufen (Liepmannscher Druckversuch). Dabei wird besonders häufig Geschriebenes oder Gedrucktes gelesen.

Daneben besteht eine erhöhte Suggestibilität. Die Kranken können glauben, mit dem Untersucher bereits lange Zeit bekannt zu sein. Eventuell lesen sie von einem leeren Blatt etwas ab.

Die Bewußtseinslage ist während der historischen Beschreibung des Bildes immer wieder diskutiert worden. Eine Bewußtseinstrübung klassischer Umschreibung, die sich in verlangsamter Auffassung, verlangsamter sprachlicher Reaktion und dem benommenen Gesichtsausdruck ausspricht, wie sie an deliranten Meningitiskranken und Epileptikern bekannt ist, findet sich beim Alkoholdeliranten im allgemeinen nicht, es sei denn, das Delir ist von besonderer Schwere. Es fällt im Gegenteil häufig eine besondere Geschwindigkeit und scheinbare Schlagfertigkeit auf, mit der die Kranken auf Fragen, die an sie gerichtet werden, reagieren (BONHOEFFER). BONHOEFFER spricht hier von einem "abgesunkenen Bewußtsein", da der Kranke, sich selbst überlassen, in eine halluzinierte Welt versinkt und die reale Welt um sich herum nur unvollkommen wahrnimmt. Erregt man aber seine Aufmerksamkeit, kann er sich doch plötzlich in der Realität orientieren. Dies kann zu Mißverständnissen führen. Wenn der Hausarzt von den Angehörigen des Delirierenden gerufen wird, wird er unter Umständen bei seiner Unterhaltung mit dem Kranken nichts Auffälliges bemerken, während sofort nach seinem Verlassen der Wohnung das Delir seinen normalen Gang weitergeht. Dabei sind die Patienten in der Regel örtlich und zeitlich desorientiert, sobald eine Bewußtseinsänderung aufgetreten ist.

In der Affektivität herrscht die ängstliche Stimmung vor, die außerordentlich schwere Grade annehmen kann. In der zweiten Hälfte des Delirs kommt es dabei auch stärker zu euphorischer Verstimmung. Angst und Euphorie können sich zum "Galgenhumor" mischen.

Körperliche Symptome. Ein starker Tremor, der sozusagen den ganzen
Körper (Extremitäten und Rumpf) betrifft, ist ausnahmslos fassbar.
Man bemerkt ihn besonders, wenn man die Hand auf den Körper des
Kranken legt. Dieses Zittern hat dem Krankheitsbild den Beinamen
"Tremens" gegeben. Oft ist der Kranke dabei unfähig, sich aufrecht
zu halten. Die Zunge zittert stark beim Vorstrecken. Oft vibriert
die ganze Gesichtsmuskulatur stark bei mimischen Bewegungen, und
besonders beim Sprechen. Frei vom Tremor bleiben die Augenmuskeln
und meist auch die Kopfbewegungen. Bei Zielbewegungen (Intentions-
bewegungen) verstärkt sich der Tremor.

Es besteht eine starke Neigung zum Schwitzen. Einfaches Ablesen oder
Abschreiben einiger Sätze können einen profusen Schweißausbruch her-
vorbringen. Die Körpertemperatur ist fast stets erhöht, aber selten
über 38,8°C. Wird eine höhere Temperatur festgestellt, liegen meist
Infektionen vor, die entweder zum Ausbruch des Delirs führten oder
eine begleitende Krankheit darstellen. Eine über 39°C erhöhte Temperatur bedeutet immer eine besonders gefahrvolle Komplikation.

Der Schlaf fehlt während der ganzen Dauer des Delirs vollständig oder
tritt nur für wenige Minuten ein. Erst beim Abklingen des Delirs kommt
es zu einem langen, abschließenden Schlaf (Terminalschlaf), nach
welchem allenfalls noch in den darauffolgenden Nächten leichtere
delirante Erscheinungen bemerkbar sind.

Der Rest-N ist gewöhnlich normal. Ist er erhöht, handelt es sich um
ein prognostisch ungünstiges Zeichen (sog. akutes azotämisches Delir).
Prothrombin ist gewöhnlich erniedrigt. Eiweiße sind erhöht. Die Alkali-
reserve ist gewöhnlich erniedrigt. Natrium und Chlor sind meist auf
normalem Niveau. Kalium kann sehr niedrig sein, was nach COIRAULT und
LABORIT (Le delirium tremens, Paris 1956) eine ungünstige Bedeutung
hat.

Diagnose. Die Diagnose bereitet gewöhnlich auf Grund des charakteristi-
schen Beieinanders von szenischen Halluzinationen und Tremor auch ohne
Kenntnis der Alkoholvorgeschichte wenig Schwierigkeiten.

Differentialdiagnose. Differentialdiagnostische Schwierigkeiten können
vor allem im Anfang entstehen, wenn die Bewußtseinsveränderungen noch
nicht auffällig sind und auch der Tremor noch nicht deutlicher hervor-
tritt. Das Bild kann dann als wahnhaft oder als rein halluzinatorisch
imponieren. Dann sind auch Verwechslungen mit Delirien anderer Ätiologie
möglich.

Pathogenese. Der Alkohol ist die alleinige ätiologische Ursache. Auslösend können jedoch besondere Momente sein. Am stärksten auslösend
wirkt offenbar nach einer langen Zeit starken Alkoholexzesses ein
abrupter Entzug. Delirien können aber ebenso bei unveränderten Alkohol-
gewohnheiten (Kontinuitätsdelir) wie während des Exzesses und nach dem
Entzug des Alkohols (Entzugsdelir) auftreten. Die begleitenden Stoff-
wechselvorgänge sind immer noch nicht genügend untersucht. Eine besondere Bedeutung kommt offenbar dem Leberstoffwechsel zu.

Komplikationen. Vor allem Infektionskrankheiten, insbesondere Pneumonie
können das klinische Bild schwieriger gestalten. Auch auslösende
körperliche Faktoren (Operationen, Verletzungen) können den Verlauf
des Delirs mitbestimmen. Früher sah man häufiger nach einigen Tagen
eine zunehmende Erregung, zunehmende Ängstlichkeit bei gleichzeitig
verstärkter Bewußtseinstrübung. Die Kranken lagen schließlich unver-
ständlich brabbelnd, stark schwitzend und in ständiger Unruhe im Bett
("Mussitierendes Delir"), was eine ungünstige Bedeutung hat.

<u>Therapie</u>. In der ersten Hälfte des vorigen Jahrhunderts wurde das Alkoholdelir mit Opiumgaben behandelt. SUTTON (1813) berichtet, daß er nur vier von zweiunddreißig Kranken verloren habe. In den späteren Zeiten wurden alle jeweils neu aufgekommenen Behandlungsmethoden auch bei Deliranten angewendet. Die Mortalität wurde dabei unterschiedlich angegeben, meist zwischen 10 % und 30 %, so daß eine durchschnittliche Mortalität von 20 % anzunehmen ist. Die Einführung einer neuen Therapie hatte meist einen günstigen Effekt. Die Ärzte beschäftigten sich stärker mit den Deliranten, wodurch die Angst stets absinkt, was wiederum eine Verringerung der Mortalität zur Folge hatte. Erst seit der Einführung des Clomethiazols durch ROYER und RAUCOULES (1958) konnte die Mortalität auf weniger als ein Prozent gesenkt werden. Das Mittel wird so dosiert, daß die Kranken gerade eben in einen Schlafzustand geraten. Bei höherer Dosierung kann es zu Blutdruckabfällen kommen, so daß in jedem Falle eine Sitzwache erforderlich ist. Daneben gelten die allgemeinen Regeln der Behandlung von Schwerkranken: Stützung der Herzkraft durch Digitalisgaben (meist schwaches Alkoholikerherz). Notfalls Antibiotika. Reichliche Zufuhr von Vitaminen. Bei stärkerem Flüssigkeitsverlust reichliche Zufuhr von Flüssigkeit, eventuell oral, sonst durch Infusionen.

<u>Prophylaxe</u>. Verzicht auf Alkoholgenuß ist eine zwar ungern angewandte, dafür aber hunderprozentig wirksame prophylaktische Maßnahme. Bei Fortsetzung des Alkoholgenusses kann es zu weiteren Delirien kommen (bis zu 15 Delirien wurden bei einem einzigen Kranken beobachtet), doch brauchen die späteren Delirien keineswegs schwerer als die vorhergegangenen zu sein.

Von M. Samii

Im Alkoholrausch ist der Mensch aufgrund seiner Euphorie und Enthemmung sowie durch Gleichgewichts- und Koordinationsstörung und
nicht zuletzt infolge der verlängerten Reaktionszeit Anwärter darauf,
einen Autounfall zu verursachen, in eine Schlägerei verwickelt zu
werden oder auf einer Treppe, einem Bürgersteig - ja, sogar auf ebener
Straße - zu stürzen. Diese Ereignisse können zu leichten bis schwer-
gradigen Schädelhirnverletzungen führen. Dabei sollte man berücksichtigen, daß der Anteil der Schädelhirnverletzungen an der Gesamtzahl der Verkehrsverletzungen sich innerhalb der letzten 25 Jahre von
etwa 30 % auf 70 % erhöht hat. Es wird daher deutlich, welche Bedeutung diesen Verletzungen beigemessen werden muß. Um eine Zahl zu
nennen, kommen in der Bundesrepublik Deutschland jährlich etwa
200 000 Schädelhirnverletzungen vor. Ein nicht geringer Prozentsatz
der Verkehrsunfälle ist ursächlich wiederum auf Alkoholmißbrauch
zurückzuführen.

Die Prognose der Schädelhirnverletzungen kann durch verschiedene
Komplikationen negativ beeinflußt werden. Größte Bedeutung haben hier
die intracraniellen Blutungen, d.H. Blutungen im Schädelinnenraum in
verschiedenen Regionen. Kommt es zu einer Blutung zwischen der Schädelkalotte und der Hirnhaut, dann spricht man von epiduralen Blutungen
(Abb. 1), ist es eine Blutung zwischen der Hirnhaut und der Hirnober-
fläche, dann wird von subduralen Blutungen gesprochen (Abb. 2).

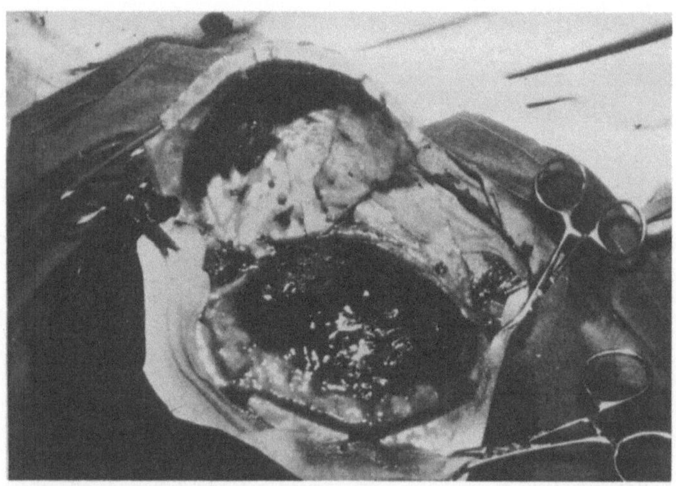

*Abb. 1. Epidurales Hämatom. Zustand nach osteoplastischer Craniotomie. Der
Knochendeckel ist abgehoben*

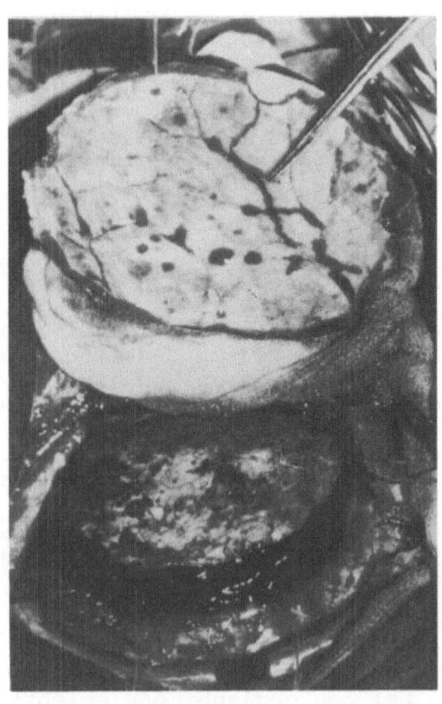

*Abb. 2. Subdurales Hämatom. Zustand
nach osteoplastischer Craniotomie.
Der Knochendeckel ist abgehoben. Die
Dura ist bogenförmig geöffnet. Das
darunterliegende Hämatom quillt
heraus*

Kommt es zu einer Blutung in die Hirnsubstanz selbst, nennt man diese
intracerebrales Hämatom.

Tritt bei einer Schädelhirnverletzung eine solche Komplikation in Form
einer Blutung im Schädelinnenraum auf, so besteht für den Verletzten
Lebensgefahr. Die Prognose für den ernsthaft gefährdeten Patienten mit
intracraniellen Blutungen liegt entscheidend in der Hand des erstbe-
handelnden Arztes. Denkt dieser an die Möglichkeit einer derartigen
Komplikation und handelt entsprechend schnell, so ist erfahrungsgemäß ein günstiger Verlauf vorauszusehen. Verkennt er hingegen eine
solche Blutung, so führt dies fast immer zum letalen Ausgang. Bei
einem bereits durch den Genuß von Alkohol im Zustand des Rausches befindlichen Patienten ist die Erkennung einer solchen Komplikation
nach einer Schädelhirnverletzung erheblich schwieriger als im Norm-
fall. Nicht selten wird die Bewußtseinstrübung des Patienten auf den
Genuß des Alkohols zurückgeführt und gar nicht an eine mögliche intracranielle Blutung infolge eines Schädelhirntraumas gedacht. An dieser
Stelle soll durch zwei Beispiele die Symptomatik der intracraniellen
Blutung, wie sie uns in der Praxis begegnet, geschildert werden. In
beiden Fällen handelte es sich um Patienten, die nicht unter Alkohol-
einfluß standen: Ein sechsjähriger Junge stürzte beim Radfahren; nach
kurzer Benommenheit konnte er ohne sichtbare Verletzungen nach Hause
fahren. Zwei Stunden später stellten sich heftige Kopfschmerzen mit
Schwindelgefühl ein, und es kam zu einer zunehmenden Bewußtseinstrübung. Deshalb wurde der Hausarzt hinzugezogen, welcher bei der
Untersuchung eine Erweiterung der Pupille auf einer Seite rechts und
eine Lähmung der Extremitäten auf der anderen Seite, d.h. auf der
linken Seite feststellte. Diese drei Symptome, die Veränderung der
Bewußtseinslage, die Erweiterung der Pupille und die Lähmungser-
scheinungen auf der Gegenseite, sind die Kardinalsymptome einer intracraniellen Blutung. Dies veranlaßte den Hausarzt, den Jungen so schnell

wie möglich in die Neurochirurgische Klinik einzuweisen, und nach
operativer Entfernung dieses Hämatoms wachte das Kind innerhalb
weniger Stunden auf, die Pupille wurde wieder eng, die Lähmungser-
scheinungen verschwanden. Einige Tage später konnte das Kind nach
Hause entlassen werden.

Im zweiten Fall stürzte ein gleichaltriges Kind ebenfalls vom Fahrrad,
war vorübergehend benommen, konnte dann aber doch mit dem Fahrrad nach
Hause fahren. Nach der Mahlzeit klagte der Junge über Kopfschmerzen
und Müdigkeit und verabschiedete sich von den Eltern, um zur gewohnten
Zeit schlafen zu gehen. Nach wenigen Minuten schlief das Kind ein. Am
nächsten Morgen wurde das Kind tot im Bett aufgefunden.

Diese beiden Fälle, die in keinerlei Zusammenhang mit einem Alkoholrausch stehen, lassen deutlich erkennen, wie sehr das Schicksal der
Schädelhirnverletzten von einer exakten Beobachtung abhängig ist. Läßt
man daher einen im Alkoholrausch befindlichen Schädelhirnverletzten
seinen Rausch ausschlafen, so kann es passieren, daß sich während
dieser Zeit eine intracranielle Blutung entwickelt und die genannten
Symptome einer Blutung gar nicht wahrgenommen werden.

Um einen solchen Fall - mit meist letalem Ausgang - zu verhindern, ist
es notwendig, die Symptomatologie und Ätiologie der intracraniellen
Hirnblutungen zu kennen:

Das wichtigste Symptom ist zweifellos das Niveau des Bewußtseins und
dessen Veränderungen seit dem Zeitpunkt des Unfalls. Eine möglichst
genaue Vorgeschichte ist daher zur Beurteilung unerläßlich. Allzu
lange hat man geglaubt und gelehrt, daß epidurale Hämatome in typischer
Weise verlaufen und man diesen Verlauf als diagnostisches Kriterium
verwerten könne. Deshalb wurde lange Zeit eine beträchtliche Prozent-
zahl der epiduralen Hämatome nicht erfaßt und behandelt. Der klassische
Verlauf der epiduralen Hämatome mit freiem Intervall von unterschiedlicher Dauer, gefolgt von zunehmender Bewußtlosigkeit, ist nicht die
Regel, so daß man sich nicht immer darauf verlassen kann. Die verschiedenen Verlaufsformen der epiduralen Hämatome wurden von
Mc.KISSOCK in 5 Gruppen zusammengefaßt, die man sich einprägen muß:

1. Verletzte ohne Bewußtseinsverlust, weder zur Zeit des Unfalls noch
   im späteren Verlauf (etwa 8 % der Gesamtzahl).
2. Patienten, die zur Zeit des Unfalls nicht bewußtlos sind, später
   aber das Bewußtsein verlieren und es bis zur Zeit der Operation
   nicht wieder erlangen (etwa 13 %).
3. Verletzte, die nach anfänglicher Bewußtlosigkeit bei vollem oder
   bei wenig beeinträchtigtem Bewußtsein bleiben (28 %).
4. Patienten mit Bewußtlosigkeit zur Zeit des Unfalls, freiem Intervall, dann zunehmendem Bewußtseinsverlust (27 %).
5. Verletzte, die vom Zeitpunkt des Unfalls an bewußtlos sind und das
   Bewußtsein nicht wieder erlangen.

Was die Pathophysiologie dieser Bewußtseinsstörungen anbelangt, so
ist eine primäre Bewußtlosigkeit an ein Trauma meist als Ausdruck einer
Commotio cerebri anzusehen. Ist die Bewußtlosigkeit von kurzer Dauer,
dann kann ein freies Intervall zustande kommen, bevor das auftretende
Hämatom durch Druck und axiale Verschiebung des Hirnstamms die sekundäre
Bewußtlosigkeit verursacht. Das ist der vorhin erwähnte sog. klassische
Verlauf. Bei Verletzten, die beim Unfall bewußtlos werden und es bis
zum Zeitpunkt der Operation bleiben, muß man annehmen, daß die anfängliche Commotio schwer war und vor ihrem Abklingen bereits die Auswirkungen des Hämatoms in Erscheinung treten. Es ist aber auch möglich,
daß neben der Commotio ausgedehnte Contusionsherde an der Bewußtlosigkeit wesentlich Anteil haben. Schließlich kann der primäre Bewußtseins-

verlust durch eine Contusion, etwa des Hirnstammes, bedingt sein und
ein epidurales Hämatom als Komplikation hinzukommen. Zum besseren Ver-
ständnis der sekundären Bewußtlosigkeit und des klinischen Verlaufes
soll kurz auf den Pathomechanismus eingegangen werden:
Die relativ schnelle Zunahme eines örtlichen intracraniellen Druckes,
etwa in der Temporalregion, verursacht einen stetig stärker werdenden
Druck auf den Temporallappen und damit auf die betroffene Hemisphäre.
Dieser gesteigerte intracranielle Druck in einer Großhirnhemisphäre
führt dazu, daß medial und basal gelegene Abschnitte des Temporal-
lappens in den Tentoriumschlitz hineingepreßt werden und dadurch eine
zunehmende Kompression und Verschiebung des Mittelhirns verursachen.
Es kommt also zur Ausbildung eines Tentoriellen Druckkegels, der sich
aus dem Uncus und Gyrus hippocampi zusammensetzt. Schreitet die
Hernienbildung weiter vor, so wird schließlich der Gyrus hippocampi
vom Uncus bis zum Splenium durch die Tentoriumöffnung weitergepreßt
und übt eine immer zunehmende Kompression des bereits deformierten
Mittelhirns aus (Abb. 3).

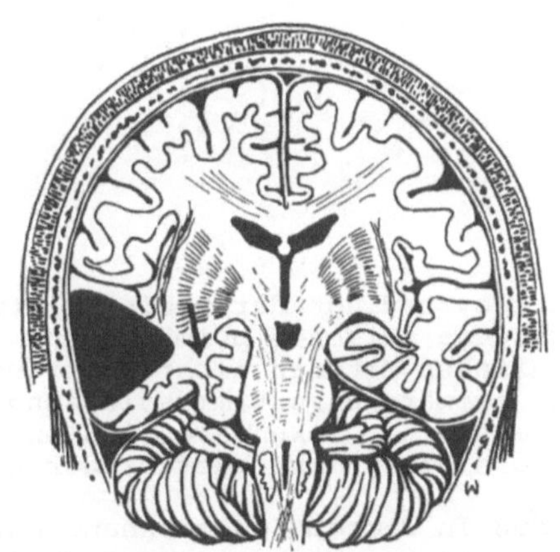

*Abb. 3. Schematische Darstellung eines
epiduralen Hämatoms im Bereich der
Temporalregion. Tentorielle Einklemmung
bei Kompression des Mittelhirns (KESSEL-
GUTMANN-MAUERER)*

Der Aquäduktus cerebri wird zu einem schmalen Spalt zusammengedrückt
und vielleicht vollkommen komprimiert; dadurch wird die Liquorzirku-
lation unterbrochen und eine weitere supratentorielle Druckerhöhung
durch den steigenden Liquordurck in den Seitenventrikeln und im
3. Ventrikel verursacht. Auf diese Weise entsteht eine beträchtliche
Druckdifferenz über und unter dem Tentorium. Neben der Seitenverschiebung des Hirnstammes kommt es aber zu einer nicht minder wichtigen
und folgenschweren axialen Verschiebung desselben nach unten, d.h.
in der Richtung auf das Hinterhauptloch zu. Die zunehmende Hirnhernie
und ihre Ausbildung nach unten drängen auch den Hirnstamm nach unten,
wobei der obere Rand der Hernie schließlich mit der Brücke in Be-
rührung kommt. Die axiale Verschiebung des Hirnstamms kann zu arteriellen und venösen Blutungen im Bereich des Mittelhirns führen, die
beim Überschreiten eines geringen Ausmaßes tödliche Schädigungen
verursachen (Abb. 4). Durch die zunehmende Kompression des Hirnstamms
und die axiale Verschiebung werden alle Kerne und Bahnen des Mittelhirns beeinträchtigt. Das gilt auch für die Formatio reticularis des
Hirnstammes und damit auch für das aufsteigende reticuläre System,
dessen wesentliche Rolle bei der Erhaltung des Bewußtseins als gesichert angesehen werden darf. Wird also ein vollbewußter Schädelhirn-
verletzter langsam benommen, semicomatös und schließlich bewußtlos,
dann muß man annehmen, daß der Hirnstamm aufgrund eines tentoriellen

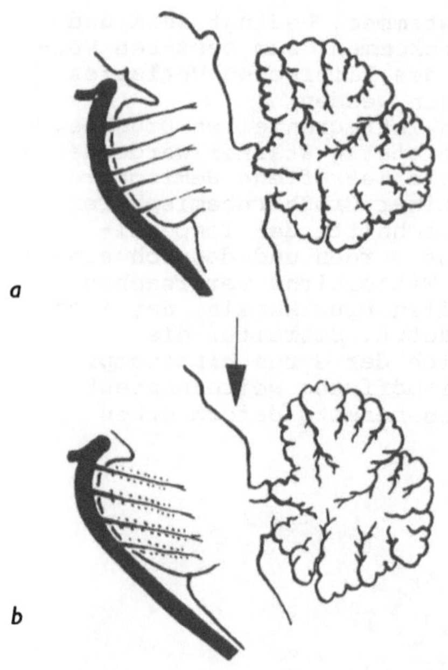

*Abb. 4. (a) Schematische Darstel-
lung der normalen Lage der langen
perforierenden Äste der A. basi-
laris, welche zum Hirnstamm ziehen*

*(b) Nach axialer Verlagerung des
Hirnstamms nach unten infolge eines
transtentoriellen Druckkegels sind
diese Äste gezerrt und eingerissen
(JOHNSON und YATES)*

Druckes, bedingt durch eine Blutung, geschädigt wurde. Die Unter-
scheidung zwischen primärer und sekundärer Hirnstammschädigung ist mit
klinischen Mitteln nicht immer möglich. Als brauchbare Regel gilt, daß
eine primäre Hirnstammverletzung sofort Bewußtlosigkeit hervorruft,
während einer sekundären Läsion des Hirnstammes eine wechselnd lange
Periode einer mehr oder minder normalen Bewußtseinslage vorangeht.

Es muß in diesem Zusammenhang darauf hingewiesen werden, daß sich der
Bewußtseinsverlust eines stark Betrunkenen nur schwer von dem einer
intracraniellen Blutung unterscheiden läßt. Lediglich die starke
Progredienz des Bewußtseinsverlustes bei der intracraniellen Blutung
kann unter Umständen einen differentialdiagnostischen Hinweis liefern.
Man wird also zur Absicherung der Diagnose nach weiteren für die
raumfordernde Blutung im Cranium spezifischen Symptomen suchen müssen.

Ein weiteres klinisches Symptom ist die Pupillenerweiterung. Zunächst
kommt es auf der homolateralen Seite zu einer Verengung der Pupille
als Ausdruck der Reizung der parasympathischen pupillokonstriktorischen
Fasern. Diese Phase dauert jedoch nur kurze Zeit an und kann etwa
3 - 4 Stunden nach dem Unfall nicht mehr festgestellt werden. Kommt der
Verletzte nicht unmittelbar nach dem Trauma in ärztliche Behandlung
und wird er nicht in kurzen Intervallen untersucht, dann wird das
Stadium der Pupillenkonstriktion der Beobachtung entgehen. Auf die
kurzdauernde Kontraktion der homolateralen Pupille folgt eine meist
langsame Erweiterung, die bis zur vollen Dilation und absoluten Licht-
starre fortschreitet. Das Stadium der maximal erweiterten lichtstarren
Pupille kann bei typisch verlaufenden epiduralen Hämatomen aber bereits
etwa eine Stunde nach dem Trauma vorliegen. Hingegen findet man bei
einem Verunglückten mit Alkoholvergiftung seitengleiche Pupillenver-
änderungen in verschiedenen Stadien. Daher ist die zunächst einseitige
Pupillenerweiterung in jedem Falle als möglicher Hinweis auf eine
intracranielle Raumforderung zu betrachten.

Verläuft die Blutung langsamer, so können mehrere Stunden vergehen,
bevor die homolaterale Pupille maximal erweitert und lichtstarr geworden ist. Man muß sich darüber im klaren sein, daß eine einseitige
erweiterte Pupille durch Schädigung des N. oculomotorius ein alar-
mierendes Zeichen darstellt, weil es auf eine sich ausbreitende
temporale Hernie hindeutet, die das Leben des Verletzten bedroht. Nach
seitlicher Verschiebung des Mittelhirns durch eine temporale Hernie
werden die Fixpunkte des N. oculomotorius der befallenen Seite, nämlich
seiner Eintrittsstelle in das Dach des Sinus cavernosus von einander
entfernt (Abb. 5).

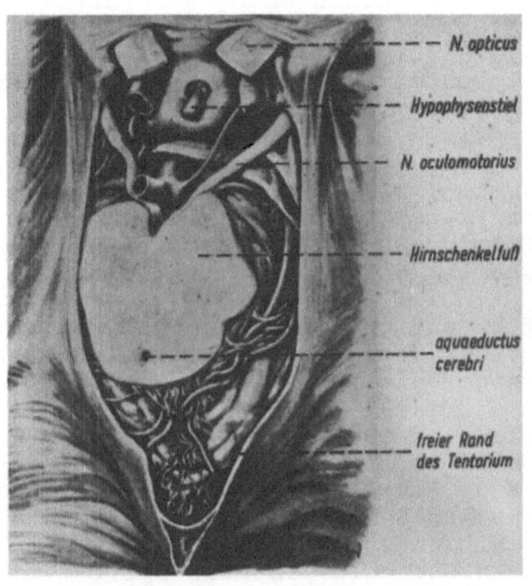

*Abb. 5. Schematische Darstellung
des Tentoriumschlitzes und der
Nn. oculomotorii bei seitlicher
Verschiebung des Mittelhirns
aufgrund einer temporalen Hernie
rechts. Die Fixpunkte des rechten
N. oculomotorius sind patholo-
gisch auseinandergezogen,
infolgedessen ist der betroffene
Nerv gezerrt (KESSEL-GUTMANN-
MAUERER) nach Sunderland &
Bradley*

Infolgedessen wird der betroffene Nerv gezerrt, gegen den lateralen
Rand des Proc. clinoideus posterior gepreßt und seine Leitungsfähigkeit
beeinträchtigt. Die Fixpunkte des kontralateralen Nerven nähern sich
hierbei aneinander, so daß der Oculomotorius der Gegenseite zunächst
unbehelligt bleibt. Sobald die zunehmende Hernie den Hirnstamm axial
nach unten verlagert, wird der homolaterale Nerv weitergeschädigt.
Seine Austrittsstelle im Bereich des Hirnschenkels wird nach unten ver-
drängt, und vor seiner Eintrittsstelle in das Dach des Sinus cavernosus
an der Plica petroclinoidea posterior wird der Nerv abgeknickt. Nimmt
die axiale Verschiebung des Hirnstamms nach unten noch weiter zu, dann
wird auch der kontralaterale Oculomotorius betroffen. Klinisch ist
jetzt eine beiderseitige Pupillenerweiterung festzustellen, ein alar-
mierendes Zeichen höchster Gefahr, welches darauf hinweist, daß eine
maximale - oder fast maximale - Kompression des Hirnstammes vorliegt,
die, falls sie nicht bereits irreversibel ist, es in jedem Augenblick
werden kann. Eine beidseitige Pupillenerweiterung bei tiefer Bewußtlosigkeit des Patienten findet sich auch bei Verletzten mit schwerster
Alkoholvergiftung. In diesem Stadium sind die beiden klinischen Bilder
nur noch schwer voneinander abgrenzbar.

Als drittwichtigstes Symptom der epiduralen Hämatome sind motorische
Ausfälle zu werten, nämlich die Facialisparese und Lähmungen der
Extremitäten. Die Kompression des homolateralen Hirnschenkels durch
eine temporale Kompression verursacht zunächst eine Parese der kontralateralen Gliedmaßen, die bei zunehmendem Druck in eine Paralyse über-
geht. Findet man daher bei einem betrunkenen Verletzten, bei dem man

aufgrund der bisherigen Symptome nur den Verdacht auf eine intracranielle Blutung äußern konnte, eine zunehmende einseitige Parese oder
Paralyse, so bestätigt der Befund die Verdachtsdiagnose. Das Krankheitsbild der Alkoholvergiftung kennt eine solche ausgeprägte, vornehmlich
halbseitig lokalisierte neurologische Symptomatik nicht.

Betrachtet man die anatomischen Varianten des Tentoriumschlitzes, so
sieht man, daß in seltenen Fällen die Incisura tentorii so klein ist,
daß sie im lateralen Bereich nahezu dem Hirnstamm anliegt. Es wäre
also denkbar, daß dieser ziemlich seltene Mechanismus, nämlich die
homolaterale Lähmung dann zustande kommt, wenn der Tentoriumschlitz
sehr schmal ist, so daß ein Druckkonus nicht zustande kommt, sondern
eine Seitenverschiebung des Hirnstamms mit maximaler Auswirkung auf
die kontralateralen Hirnschenkel.

Nicht selten beobachtet man Störungen von seiten der autonomen Funktionen, die im Gefolge der seitlichen und axialen Verschiebung des
Hirnstammes sowie der cerebralen Einklemmung in Form von cardio-
vasculären, respiratorischen und thermoregulatorischen Mechanismen
auftreten. Die durch gesteigerten intracraniellen Druck bedingten
vegetativen Symptome sind keineswegs einheitlich, treten jedoch meist
in Form von Bradykardie mit Blutdruck- und Temperaturanstieg sowie verlangsamter und flacher Atmung auf.

Besteht aufgrund der Anamnese und der geschilderten Symptome der be-
rechtigte Verdacht auf ein epidurales Hämatom, stehen in der Klinik
folgende Untersuchungsmethoden zur Verfügung:

1. Die einfachen Röntgen-Leeraufnahmen des Schädels können wichtige
Hinweise auf ein epidurales Hämatom geben. Eine Frakturlinie, welche
die sog. Furchen der A. meningea media kreuzt, läßt bei entsprechendem
klinischen Befund den Verdacht aufkommen, daß darunter ein Hämatom
liegen könnte (Abb. 6a und 6b). Die seitliche Verschiebung einer verkalkten Glandula pinealis spricht mit Sicherheit für eine Massenver-
schiebung einer Hemisphäre, die allerdings durch jeden raumfordernden
Prozeß zustande kommen kann.

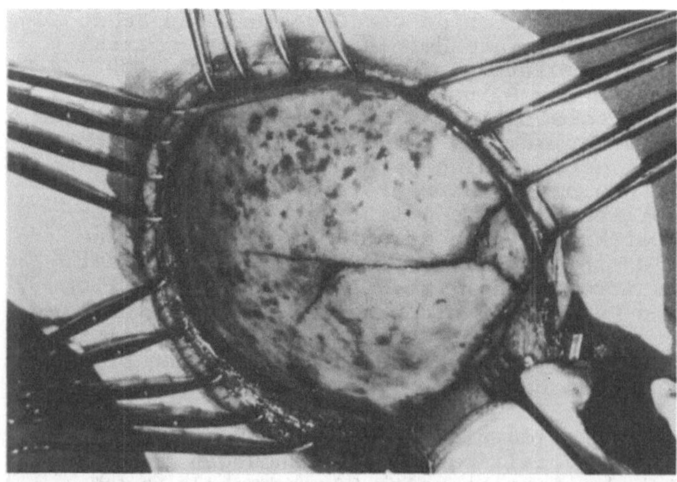

Abb. 6a. Operationsfoto einer röntgenologisch nachgewiesenen Schädelfraktur

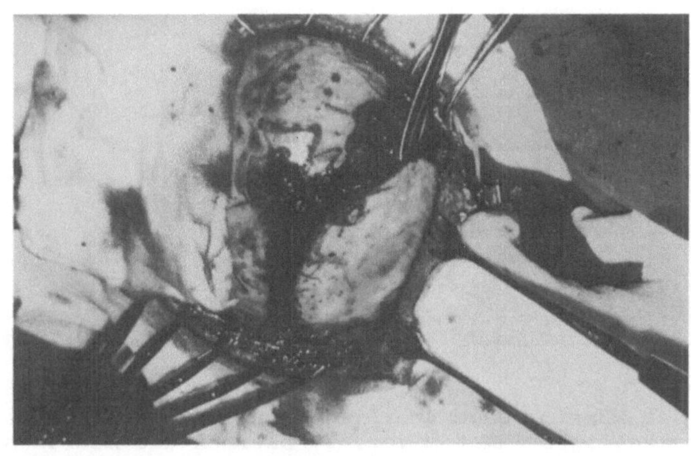

Abb. 6b. Operationsfoto nach Anheben des Knochenfragmentes, wobei das darunter befindliche epidurale Hämatom herausquillt

2. Die Anwendung des Ultraschalls im Echoimpulsreflexionsverfahren am Schädel zur Diagnostik der Komplikationen von Schädelhirntraumen wurde im Jahre 1954 von LEKSELL erstmalig erfolgreich durchgeführt. Dieses Verfahren wurde von LEKSELL als Echoencephalographie bezeichnet und wird heute in allen Spezialkliniken zur Routineuntersuchung angewendet. Die Ultraschallwellen zeichnen sich durch einige Besonderheiten aus. Sie breiten sich von ihrem Ausgangspunkt eine Strecke weit fast gradlinig aus. An den Grenzflächen zweier verschiedener Medien werden sie wie Lichtstrahlen teilweise gebrochen, teilweise reflektiert. Zur Untersuchung des Schädelinhalts werden Prüfköpfe benutzt, die gleichzeitig als Sender und Empfänger dienen. Die von den Grenzflächen reflektierten Schallwellen werden von dem Prüfkopf aufgefangen und nach Verstärkung auf dem Bildschirm eines Kathodenstrahloszillographen als senkrechte Auslegung vom Nullpunkt der Skala sichtbar gemacht. Auf der nach Millimeter geeichten Skala kann man direkt die Entfernung zwischen dem Schallkopf und den echoebenen Strukturen ablesen. Die Untersuchungen werden nacheinander bitemporal von typischen Punkten aus vorgenommen. Dabei zeigen sich auf dem Bildschirm mehrere charakteristische Echos (Abb. 7). Das <u>Initialecho</u> setzt sich zusammen aus dem Sendeimpuls und den Echos der anliegenden Schädelkalotte einschließlich der Haut und der Muskeln. Das <u>Endecho</u> erscheint als letzte Echogruppe auf der rechten Seite der Skala. Es stammt von der Dura bzw. der Schädelkalotte, der dem Schallkopf gegenüberliegenden Seite. Das <u>Mittelecho</u>, das in diagnostischer Hinsicht am bedeutsamsten ist, findet sich zwischen dem Initialecho und dem Endecho. Es geht je nach Ansatzpunkt des Pulskopfes von den verschiedenen in der Mittellinie des Gehirnes gelegenen Strukturen aus, vor allem von der verkalkten Epiphyse, dem Septum pellucidum, aber auch vom Interhemisphärenspalt und von der Falx. Wenn eine Verlagerung der medianen Strukturen vorliegt, findet man bei der Durchschallung von rechts und links das Mittelecho genau übereinander stehen. Erst Abweichungen von 3 mm und mehr gelten als pathologisch.

Das ausschlaggebende echoencephalographische Kriterium der intracraniellen Blutung ist die Verschiebung des Mittelechos zur Gegenseite, die einer Verlagerung der Medianstrukturen entspricht (Abb. 8). Neben der Mittelechoverlagerung können in etwa 25 % der epiduralen Blutungen besondere Reflexionen dargestellt werden, die von der Grenzfläche Hämatom und Dura ausgehen. Das sog. Hämatomecho läßt sich meist nur von

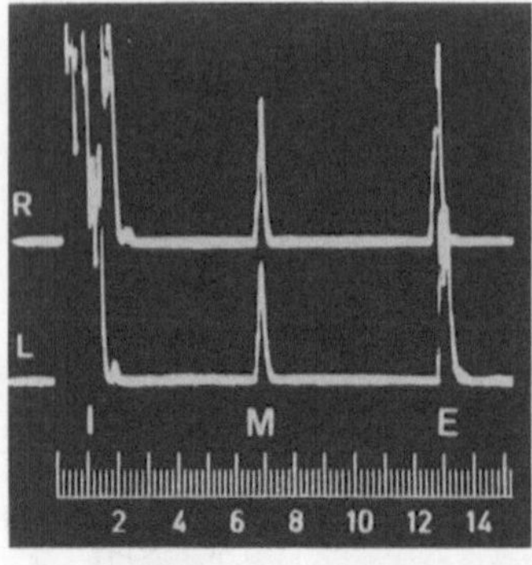

Abb. 7. Normales Echoencephalogramm

der dem Hämatom gegenüberliegenden Seite aus nachweisen. Liegt ein
doppelseitiges Hämatom vor, so bleiben die medianen Strukturen mittel-
ständig, und es kann bei der Mittelechoencephalographie verständlicher-
weise keine Mittelechoverlagerung vorkommen. Auch die Kopfschwarten-
hämatome im Bereich der Temporalregion können die Interpretation der
Echobefunde erklären. Obwohl die Echoencephalographie sich bei der
Diagnostik der intracraniellen Blutungen sehr bewährt hat, wird man
heute noch zur Sicherung der Diagnose auf die Hirngefäßdarstellung
nicht verzichten können.

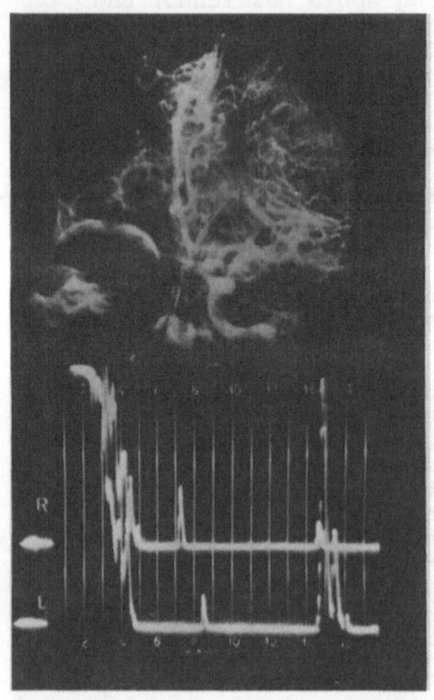

*Abb. 8. Echoencephalogramm und Angiogramm
eines linkslokalisierten extracerebralen
intracraniellen Hämatoms*

3. Die Carotisangiographie, d.h. die Einspritzung eines Konstrast-
mittels in die A. carotis communis bzw. interna zur Darstellung der
intracraniellen Gefäße, erlaubt in den meisten Fällen eine exakte
Beurteilung der Lokalisation und Ausdehnung der intracraniellen

Hämatome, wobei drauf hingewiesen werden muß, daß eine Differenzierung
zwischen den epiduralen und subduralen Hämatomen nicht ohne weiteres
möglich ist. Bei der Beurteilung einer intracraniellen Blutung bzw.
eines epiduralen Hämatoms ist die Mittelständigkeit der voráeren Hirn-
arterien sowie der fehlende freie Raum zwischen der Schädelkalotte und
der Sylviischen Gefäßräume besonders wichtig (Abb. 9). Bei einem

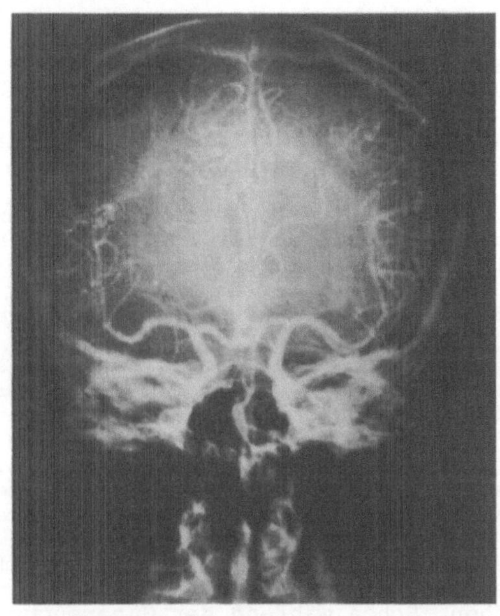

*Abb. 9. Normales linksseitiges
Carotisangiogramm mit gleichzeitiger Kompression der gegen-
seitigen A. carotis communis*

epiduralen Hämatom kommt es zu einer Verdrängung der Sylviischen
Gefäßgruppe von der Schädelkalotte. Darüber hinaus erfolgt eine Verlagerung der vorderen Hirnarterie zur Gegenseite (Abb. 10).

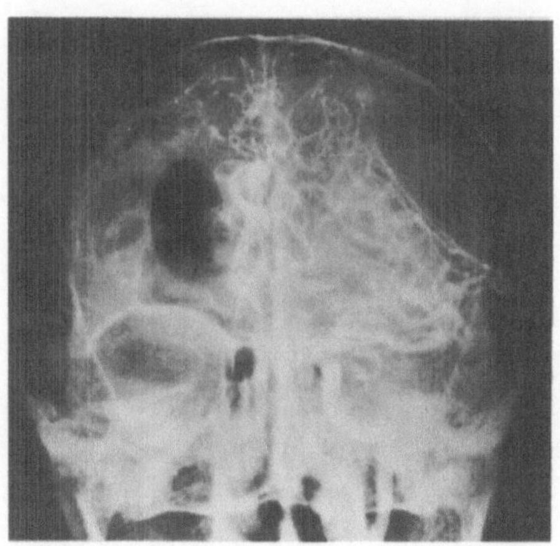

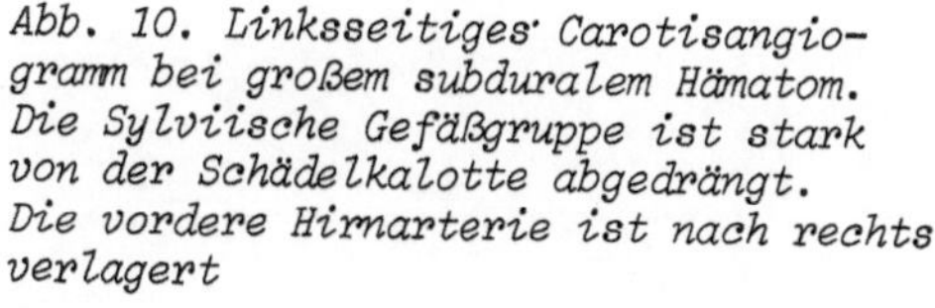

*Abb. 10. Linksseitiges Carotisangio-
gramm bei großem subduralem Hämatom.
Die Sylviische Gefäßgruppe ist stark
von der Schädelkalotte abgedrängt.
Die vordere Hirnarterie ist nach rechts
verlagert*

Bei doppelseitigen Hämatomen kann die vordere Hirnarterie mittel-
ständig bleiben, besonders wichtig ist aber der gefäßfreie Raum im
Bereich der Schädelkalotte beiderseits. Die frontal- bzw. occipital
gelegenen Hämatome lassen sich manchmal durch die angiographischen
Aufnahmen in anterior posteriorem und seitlichem Strahlengang nicht
nachweisen, da das Hämatom entweder vor oder hinter den Sylviischen
Gefäßgruppen liegen kann. Diese Fälle werden jedoch eindeutig erfaßt,
wenn Schrägaufnahmen angefertigt werden. Führt man eine Serien-
angiographie mit Darstellung der intracraniellen Venen durch, so kann
man zusätzliche diagnostische bzw. differntialdiagnostische Hinweise
gewinnen. Besonders wichtig ist im Phlebogramm die Beurteilung der
großen Blutleiter, nämlich der Sinus sagittalis superior und die in
diesen Sinus einmündenden Venen. Darüber hinaus die Vena magna Galeni
und Sinus rectus, die in den Confluens sinuum einmünden. Ist der
Sinus sagittalis superior von der Schädelkalotte abgetrennt, so ist
die Diagnose eines epiduralen Hämatoms absolut gesichert.

Als weitere Kriterien eines epiduralen Hämatoms gegenüber dem subduralen Hämatom ist der Austritt des Kontrastmittels aus der A. meningea
media oder einem ihrer Äste sowie die Abdrängung der Duragefäße von der
Schädelkalotte zu erwähnen, die allerdings in wenigen Fällen zur
Differentialdiagnostik herangezogen werden können.

Wie anfänglich geschildert, kann die ständig zunehmende intracranielle
Drucksteigerung nach einer gewissen Grenze zu irreparablen Hirn-
schädigungen führen, so daß die Operation selbst dann nicht mehr hilft.
Das bedeutet, daß der Zeitfaktor beim Verdacht auf eine intracranielle
Blutung eine entscheidende Rolle spielt. Nach Einlieferung der Verletzten in die Klinik muß man neben der exakten Überwachung der
vitalen Funktionen, wie Atmung und Kreislauf, dafür Sorge tragen, daß
die diagnostischen Maßnahmen, nämlich die Erhebung des neurologischen
Status, die Anfertigung von Röntgenaufnahmen des Schädels, des Echo-
encephalogramms und die Carotisangiographie in kürzester Zeit geschehen. Schon während der Untersuchung, die bei optimaler Organisation
auf 30 Minuten reduziert werden kann, werden die Vorbereitungen im
Operationssaal getroffen. Mit zunehmendem Zeitverlust bei akutem
epiduralem Hämatom mit foudroyantem Verlauf wächst das Risiko einer
tödlichen tentoriellen oder Tonsillen-Einklemmung. Deshalb kann nicht
oft genug darauf hingewiesen werden, daß bei Verdacht auf intracranielle Blutungen, vor allem bei epiduralen Hämatomen, alle möglichen
Maßnahmen getroffen werden müssen, um keine Zeit zu verlieren, sondern
zu gewinnen.

DIE LANGZEITBEHANDLUNG VON CHRONISCHEN ALKOHOLKRANKEN

Von D. Langen

Gerne möchte ich, gewissermaßen als Motto, mit einer Passage aus dem
Buch von Saint-Exupéry "Der kleine Prinz" beginnen, die auch der von
mir hochgeschätzte, verstorbene, Professor Dr. med. Dr. h.c. Walter
SCHULTE in mehreren seiner Vorträge und Aufsätze über das Problem der
Alkoholkranken gesetzt hatte:

"Den nächsten Planeten bewohnte ein Säufer. Dieser Besuch war sehr
kurz, aber er tauchte den kleinen Prinz in tiefe Schwermut.
"Was machst Du da?" fragte er den Säufer, den er stumm vor einer Reihe
leerer und einer Reihe voller Flaschen sitzend antraf. "Ich trinke"
antwortete der Säufer mit düsterer Miene. "Warum trinkst Du?" fragte
ihn der kleine Prinz. "Um zu vergessen", antwortete der Säufer. "Um
was zu vergessen?" erkundigte sich der kleine Prinz, der ihn schon be-
dauerte. "Um zu vergessen, daß ich mich schäme", gestand der Säufer
und senkte den Kopf. "Weshalb schämst Du dich?" fragte der kleine
Prinz, der den Wunsch hatte ihm zu helfen.
"Weil ich saufe!" endete der Säufer und verschloß sich endgültig in
sein Schweigen. Und der kleine Prinz verschwand bestürzt. Die großen
Leute sind entschieden sehr sehr wunderlich, sagte er zu sich auf
seiner Reise." (Saint-Exupéry, S. 42 - 43).

Dieser Dialog enthält in nuce ganz wesentliche Passagen, die mit dem
Problem der chronischen Alkoholkranken zusammenhängen. Besonders klar
wird sichtbar, wie es sich hier um ein kreisförmiges Geschehen handelt,
das wie eine Spirale sich immer weiter zuspitzt.

Als zweites würde ich gerne festhalten, daß derzeit die Ärzte viel zu
wenig über das Problem, bzw. die Gefahren hinsichtlich des Alkohols
Bescheid wissen. So ist z.B. vielen Ärzten gar nicht bekannt, daß in
Bezug auf die - im übrigen in unserer Gesellschaft tolerierten
"toxischen Substanzen" - der Alkohol nach wie vor das Problem Nr. 1
darstellt. Es schien lediglich in den letzten Jahren durch die intensive
Beschäftigung mit der "Drogenproblematik" in den Hintergrund gerückt zu
sein. Aber selbst in der Zeit, als die Problematik mit den halluzi-
nogenen Drogen unsere ganze Aufmerksamkeit auf sich lenkte, war trotzdem das Alkoholproblem, und damit dasjenige des Alkoholsuchtkranken das
Problem Nr. 1. Da mir Zahlen hierzu zum gegenwärtigen Zeitpunkt nicht
zur Verfügung stehen, sei verwiesen auf Ausführungen von JANZ (Ilten)
und mehreren anderen Autoren aus dem jetzt neu herausgegebenen Buch
"Sucht und Mißbrauch", das in der ersten Auflage von LAUBENTHAL herausgegeben wurde.

Als Quintessenz ergibt sich jedenfalls dies: Es sollten sich mehrere
Fachbereiche innerhalb der Medizin mit den Fragen des Alkohols beschäftigen, damit die kommenden Ärzte besser ausgerüstet sind. Zur
Zeit hört man jedenfalls immer wieder von Patienten, daß ihnen von behandelnden Ärzten z.B. mitgeteilt wird, daß sie bei Schlafstörungen
abends eine Flasche Bier zu sich nehmen sollten, da dies die Schlaf-
fähigkeit fördere. Dies scheint mir ein besonders gefährlicher Rat zu
sein, weil von daher unter Umständen bei labilen Persönlichkeiten der
Einstieg in den Beginn einer Alkoholsuchkrankheit gegeben ist, an deren
Anfang ja häufig das 'Erleichterungstrinken' steht.

Eine weitere häufige Äußerung von Ärzten gegenüber Patienten, die sich
auf der Leiter der Alkoholsucht-Entwicklung weiter entwickelt haben,
z.B. nach einer Entziehungskur gesagt wird: "Sie sollten jetzt für
etwa ein halbes Jahr völlig abstinent bleiben, danach aber könnten Sie
wieder 'mit Maßen' Alkohol zu sich führen, wenn Sie in geselliger Umgebung sich befinden, oder aus anderen Gründen gerne mal ein Glas
Alkohol trinken möchten". Das aber muß aus der Kenntnis des chronisch
Alkoholkranken als falsch angesehen werden; denn derjenige Mensch, dem
der Alkohol einmal zum Problem geworden ist, kommt um die völlige
Abstinenz nicht herum. Beachtet er diese Tatsache nicht, so kann schon
bei einer geringfügigen Alkoholzufuhr sich schlagartig das Stadium
des Zwangtrinkens mit dem Kontrollverlust einstellen und damit sich
die sehr ungünstige Entwicklung eines relativ weit fortgeschrittenen
Stadiums der pathologischen Alkoholsuchtentwicklung einstellen. Das
kann sogar schon der Fall sein, wenn ärztlicherseits eine "Tinktur"
verordnet wird, die ja Alkohol enthält.

Beim Alkoholsuchtkranken muß man wohl davon ausgehen, daß hier eine
Art Allergie gegen den Alkohol vorzuliegen scheint, so daß die betreffenden Menschen entsprechend gefährdet sind und bleiben.

Selbst auf die Gefahr hin, daß ich etwas wiederhole, was vielleicht
von anderen Vortragenden schon berührt wurde, möchte ich doch ganz
kurz auf die Diagnostik des Alkoholabusus eingehen.

Der Alkohol hat eine Sonderstellung innerhalb der toxischen Substanzen,
weshalb für die betreffenden Störungen auch eine gesonderte ICD-Nummer
(303) zugeteilt wurde. Der Alkohol enthält als einzige toxische Substanz Kalorien. Dadurch gilt er unter anderem als Nahrungs- und Genußmittel und ist in unserem Kulturraum eine sozial akzeptierte Droge.

Eine weitere Sonderstellung hat er dadurch, daß er wie keine andere
toxische Substanz sowohl zu Gewohnheitsbildung (Gewohnheitstrinker)
als auch zur Sucht (Alkoholkranke im engeren Sinne) oder zu beidem
führen kann.

Gewohnheitstrinker

Der Gewohnheitstrinker nimmt laufend etwa die gleiche Menge Alkohol
zu sich, ohne daß es bei ihm zu echten Symptomen einer körperlichen
Abhängigkeit (Sucht) kommt, d.h. dem Körper muß keine zunehmende Menge
der toxischen Substanz zugeführt werden, um die gleiche Wirkung zu er-
zielen. Ferner fehlen ausgeprägte körperliche Entziehungserscheinungen
beim Absetzen des Alkohols. Schließlich schadet der Gewohnheitstrinker
nur sich selbst, nicht aber seiner Umwelt durch die fortgesetzte
Alkoholzufuhr.

Alkoholsuchtkranke

Bei Alkoholsuchtkranken dagegen zeigen sich die typischen Stadien
einer abnormen Entwicklung, die JELLINEK als erster beschrieben hat.
Leider ist seine Nomenklatur unscharf, sowie zu sehr auf den Endzu-
stand ausgerichtet und damit zu wenig klinisch deskriptiv. Außerdem
sollte man statt von "Phasen" besser von "Stadien" sprechen; denn mit
Phasen bezeichnet man Vorgänge, die sich wiederholen und zum Ausgangspunkt zurückkehren, während "Stadien" fortschreitende Entwicklungen
kennzeichnen.

1. Das Stadium des "progredienten Erleichterungstrinkens" ("vor-
   alkoholische Phase" nach JELLINEK) beginnt mit dem süchtigen Genuß

alkolischer Getränke und ist immer sozial motiviert, wobei eine
befriedigende Erleichterung von seelischen Spannungen empfunden
wird. Dieses "Erleichterungstrinken" wird immer häufiger.

2. **Im Stadium der Toleranzsteigerung** ("Prodromalphase" nach JELLINEK)
   bedarf es zur Erreichung der gewünschten Beruhigung einer immer
   größeren Menge alkoholischer Getränke, wodurch sich die Toleranz-
   grenze erhöht. Außerdem kommt es in diesem Stadium zu inselförmigen
   Amnesien während des Alkoholgenusses ("alkoholische Palimpseste"
   nach BONHOEFFER), ferner zu heimlichem gierigen Trinken und zu
   einem dauernden Denken an Alkohol.

3. **Das Stadium des Zwangtrinkens** ("kritische Phase" nach JELLINEK) ist
   vor allem charakterisiert durch den **Kontrollverlust**. Der Trinker
   hat ein drängendes Verlangen nach mehr Alkohol, bis Trunkenheit oder
   Krankheit eine weitere Alkoholzufuhr unmöglich machen. Ein Trinker
   in dieser Phase zeigt ein gesteigertes Erklärungs- und Entschuldi-
   gungsbedürfnis, großspuriges, aggressives Benehmen, unterbrochen
   von weinerlichen Zerknirschungen und Interesselosigkeit. Durch den
   Verlust von Freunden kommt es zu zunehmender Isolierung und Er-
   schütterung der sozialen Basis.

4. **Das Stadium der Sensibilisierung** ("chronische Phase" nach JELLINEK)
   ist beherrscht von verlängerten Rauschzuständen mit weiteren
   charakterologischen Veränderungen wie ethischem Abbau und Beeinträchtigung des Denkens und Handelns. Vor allem ist dieses Stadium
   gekennzeichnet durch die Verringerung der Alkoholtoleranz. Schließlich kommt es zu undefinierbaren Ängsten und Zittern, u.U. sogar
   ohne Alkoholgenuß. Dies sind die Vorboten der metalkoholischen
   Psychosen, deren häufigste das Delirium tremens ist. Hervorgehoben
   werden muß noch schließlich die gerade in letzter Zeit erfolgte
   große Zunahme von alkoholsuchtkranken Frauen. Sie haben im ganzen
   eine wesentlich schlechtere Prognose als männliche Patienten, was
   wohl unterschiedlich motiviert sein dürfte. Einige Faktoren sind:
   Das schnellere Eintreten von heimlich trinken, der schnellere Übergang zu konzentrierten Alkoholika, und die häufigere Benutzung von
   denaturiertem Alkohol im Vergleich zu Männern, die an einer Alkohol-
   suchtkrankheit leiden.

Therapie

Beim Gewohnheitstrinker ist nach meiner Auffassung die Therapie der
Wahl eine Heterohypnosebehandlung, da gerade diese geeignet ist, den
vom Patienten getroffenen Entschluß zur Abstinenz zu bekräftigen, und
dann auch sofort eine Alkoholabstinenz zu erreichen. Die therapeutische
Suggestion bei einer derartigen Heterohypnose, die dann übergeführt
werden kann in die Grundübungen des autogenen Trainings sollte lauten:
"Alkohol, Alkohol-trinken in jeder Situation gleichgültig". Dadurch
wird der affektive Bezug zu dieser toxischen Substanz unterbrochen, so
daß der Patient die ihn umgebende Alkohol-Reklame - man denke nur an das
große Plakat im Sommer auf den Litfaßsäulen, bei dem ein Glas Bier gezeigt wird mit dem Spruch "Durst wird durch Bier erst schön" und ähnliche Alkoholreklamen - die uns ja sehr zahlreich umgeben, anders wahrnimmt. (Bei der Gelegenheit sollte auch erwähnt werden, daß in einzelnen Ländern Europas die Alkoholreklame grundsätzlich verboten ist.)

Wesentlich ernster aber ist die zweite Gruppe von Patienten mit Alkoholabusus, nämlich die "Alkoholsuchtkranken", deren einzelne Schritte
der Entwicklung vorher aufgezeigt wurden. Hier ist bedauerlicherweise
festzustellen, daß die Patienten meistens viel zu spät zur Behandlung

kommen, und zwar meist während des 3. Stadiums, dem des "Zwangtrinkens" oder gar des Stadiums der Sensibilisierung mit den Über-
gängen zu den metalkoholischen Psychosen.

Hier kommt man um eine, meist klinisch zu beginnende, Behandlung
nicht herum.

Dabei wird man immer eine Disulfiram-Behandlung z.B. mit Antabus als
Begleittherapie benutzen, selbst dann, wenn sich gewisse Leber-
schädigungen bereits eingestellt haben. Es scheint mir persönlich von
geringerer Bedeutung unter Umständen durch das Disulfiram die Gefahr
einer Leberschädigung noch zu intensivieren, da die Leberschädigung
bei Fortsetzung des Alkoholgenusses wesentlich ernster zu beurteilen
ist. Man sollte sich aber darüber klar sein, daß die Disulfiram-Behandlung lediglich als Begleittherapie aufgefaßt werden kann. Dann
pflegen wir im Rahmen einer klinischen Behandlung - wobei wir, da wir
ja eine offene Station sind - uns auf diejenigen Patienten beschränken,
die freiwillig zu uns kommen und nicht durch irgendeinen Einweisungs-
beschluß uns zugeführt werden. Hierfür sind ausschließlich geschlossene
Psychiatrische Abteilungen für die Behandlung geeignet.

Dann aber versuchen wir in einem ersten Arbeitsgang von der psy-
chologischen Seite aus die ungünstige Alkoholentwicklung durch ver-
tiefte Explorationen besser zu verstehen. Gleichzeitig lernen die
Patienten eine etwas modifizierte Form der Grundübungen des autogenen
Trainings. Modifiziert ist diese Behandlung dadurch, daß etwas mehr
heterosuggestive Elemente in die Behandlung eingebaut sind, und dann
als nächster Schritt die Regelmäßigkeit der Durchführung der Übung
dem Patienten, ich möchte am liebsten sagen "eingeimpft" wird. Dabei
erscheint mir wesentlich, daß diese Übungen in der Tat zwei bis drei-
mal täglich durchgeführt werden, wobei schon die Erreichung dieses
autohypnoiden Zustandes einen wichtigen therapeutischen Faktor darstellt.

Die von uns so bezeichneten "wandspruchartigen Leitsätze" sollen dann
die Indifferenz gegenüber dem Alkohol noch bekräftigen, während wir
keinen Ekel suggerieren. Gleichzeitig wird versucht, die Haltungen
mit natürlich positiven Vorzeichen, bei dem Patienten anzusprechen,
durch die er in die ungünstige Alkoholentwicklung hineingekommen ist.

Darüber hinaus wird man regelmäßige psychagogische, d.h. in diesem
Fall wachsuggestive oder persuasive Behandlungselemente einstreuen.

Für die Dauerbehandlung von Alkoholsuchtkranken aber, ist es dann
entscheidend wichtig, daß man sie einer Gruppe der Anonymen Alkoholiker,
genannt "AA", zuführt, da diese Gruppentherapie von vielen Autoren als
die erfolgreichste Behandlung Alkoholsuchtkranker angesehen wird.

Das Prinzip dieser Art von Gruppenbehandlung besteht, grob gesehen,
etwa in folgendem:

1. Die Patienten sind in einer Gruppe, von der sie wissen, daß das
   Alkoholproblem das gemeinsam verbindende Element darstellt.
2. Für die Mitglieder einer derartigen Gruppe bleiben alle anonym, in
   dem sie sich lediglich mit Vornamen ansprechen.
3. Dadurch, daß sehr viele Gespräche mit dem Satz beginnen: "Ich
   heiße ...", dann wird der Vorname angegeben, "und bin Alkoholiker"!
   Dadurch wird einem Symptom entgegengearbeitet, das bei sehr vielen
   Alkoholkranken zu beobachten ist, nämlich dem "Heimlichtrinken"
   und gleichzeitig ein weiteres Symptom angesprochen, nämlich dasjenige der Tendenz der Patienten zur Unaufrichtigkeit.

4. Die in der Regel einmal wöchentlich durchgeführten Treffen der-
   artiger AA-Gruppen werden dazu ausgenutzt immer wieder durch Vorträge die Schädlichkeit des Alkohols gerade bei den Menschen hervor-
   zuheben, die eben <u>Alkoholsuchtkrank</u> sind und damit allergisch gegenüber dieser toxischen Substanz.
5. Von Zeit zu Zeit werden auch die nahen Angehörigen des Alkoholkranken mit in die AA-Gruppe hineingenommen, da es von entschei-
   dender Bedeutung ist, daß der nahe Familienangehörige, also in der
   Regel die Ehefrau, oder aber auch der Ehemann bei weiblichen
   Alkoholkranken, "Mit von der Partie ist", d.h. also gemeinsam mit
   dem Patienten die permanente Alkoholabstinenz lebt.

Zum Schluß aber möchte ich noch auf einen ganz wichtigen Gesichtspunkt
hinweisen: Es nützt in der Regel wenig dem Patienten "etwas wegzunehmen",
in diesem Fall also den Alkohol als toxische Substanz. Vielmehr müssen
wir uns bemühen, dem Patienten <u>etwas zu geben</u>, d.h. also ihn anzuregen,
sich mit einer Liebhaberei zu beschäftigen, damit seine kreativen
Haltungen angesprochen werden.

Gelingt es dann durch diese mehrgleisige Therapie den Patienten ein
halbes Jahr abstinent zu halten, ist die Rezidivgefahr schon wesentlich
geringer. Gelingt es darüber hinaus, den Patienten noch ein weiteres
halbes Jahr, d.h. also im ganzen ein Jahr alkoholfrei zu halten, so
verringert sich die Rezidivgefahr nochmals ganz erheblich. Das haben
vor allem die Untersuchungen von WIESER "Das Trinkverhalten der
Deutschen" und anderen Autoren ganz eindeutig ergeben. Wer ein Jahr
lang alkoholabstinent zu leben in der Lage ist, ist von da ab schon
wesentlich weniger gefährdet zu rezidivieren.

Gelingt es dann weiterhin in diesem Jahr, die Abstinenz gewissermaßen
zu einer Art "Weltanschauung" für den Patienten werden zu lassen, so
ist auch dies ein weiterer Schritt für eine Langzeitbetreuung.

Zusammenfassung

Es wurde versucht, zunächst einmal die Bedeutung des Alkoholabusus
darzulegen am Modell des "Gewohnheitstrinkers" und des "Alkoholsuchtkranken" mit seinen einzelnen Stadien der Entwicklung.

Gleichzeitig wurden für die einzelnen Zustände bei Alkoholabusus die
therapeutischen Möglichkeiten aufgezeigt und hierbei ganz besonders
der Wert der Gruppentherapie in Form der "Anonymen Alkoholiker" sowie
die Wichtigkeit dem Patienten nicht nur etwas wegzunehmen, sondern
gleichzeitig etwas zu geben, was seiner Liebhaberwelt entspricht,
sichtbar gemacht.

Literatur

1. JANZ, H.W.: Besondere psychotherapeutische Probleme in der Bekämpfung von Mißbrauch
   und Sucht. In: LAUBENTHAL: Sucht und Mißbrauch. Stuttgart: G. Thieme 1975.
2. LANGEN, D.: Psychotherapie (3. Aufl.). Stuttgart: G. Thieme 1973.
3. LANGEN, D.: Kompendium der medizinischen Hypnose. Basel: S. Karger 1973.
4. LAUBENTHAL, F.: Sucht und Mißbrauch. Stuttgart: G. Thieme 1975.
5. SAINT-EXUPERY, A. de: Der kleine Prinz (9. Aufl.) Bad Salzig: Karl Rauch 1951.
6. WIESER, St.: Das Trinkverhalten der Deutschen. Herford: Nicolai 1973.

Von C.M. Bregenzer

Über das Erkennen einer Alkoholvergiftung durch einen Laien zu sprechen, ist deshalb von Bedeutung, da fast ausnahmslos die Vergifteten durch Laien aufgefunden werden und das Erkennen leichter zu sein scheint, als es in Wirklichkeit ist.

In den letzten Jahren hat der Verbrauch an alkoholischen Getränken in der Bundesrepublik ständig zugenommen und eine in Amerika veröffent- lichte Statistik hat ermittelt, daß die Alkoholvergiftung mit nach- folgendem Tod an zweiter Stelle aller Vergiftungen mit letalem Ausgang steht. Es handelt sich dabei meistens um konzentrierte alkoholische Getränke.

Das Alter der betroffenen Patienten spielt insofern eine Rolle, da wir es meist mit Personen ab jugendlichem Alter zu tun haben. Allerdings muß auch hier an Ausnahmen gedacht werden, da nicht sicher aufbewahrte Alkoholflaschen Kleinkinder zu Alkoholgenuß verleiten können. Die Ge- fahr, daß es dann schnell zu einer schwerwiegenden Alkoholvergiftung kommen kann, besteht in der geringen Alkoholverträglichkeit der Klein- kinder.

Der Alkoholvergiftete durchläuft ähnlich wie bei einer Narkose 4 Sta- dien und zwar ein Erregungsstadium, ein Dämmerstadium, ein Schlaf- stadium, aus dem der Patient nicht weckbar ist und zum Schluß ein Stadium der Atemlähmung.

Anzeichen einer Trunkenheit ergeben sich erst nach und nach und sind zum Einen von der Menge des Alkohols, dem Zeitpunkt der Aufnahme und zum Anderen von der Persönlichkeit des Betroffenen abhängig. Trifft nun ein Laie auf einen Vergifteten im Erregungsstadium, bzw. im Anfang des Dämmerstadiums, so dürfte es nicht allzu schwer sein, die Ursache dieser augenblicklichen Stadien im Übergenuß von Alkohol zu erkennen.

Die unten angeführten Veränderungen, die man dem Erregungsstadium zu- ordnet, müssen aber nicht immer auftreten und lassen sich schon gar nicht in eine bestimmte Reihenfolge einordnen. Im Allgemeinen wird der unter Alkohol stehende zunehmend hemmungsloser und kritikloser. Die Sprache wird lauter und er spricht mehr als im nüchternen Zustand. Leicht läßt er sich zu unüberlegten Handlungen hinreißen, die über Schimpfen und Anpöbeln von Leuten in Gewalttätigkeiten enden können. Seine Reaktionszeit ist deutlich verlängert. Im Straßenverkehr ent- wickelt er sich im Erregungsstadium zu einer Gefahr, denn neben dem Drang zu Gewalttätigkeit, die sich im rücksichtslosen Fahren zu er- kennen gibt und der verlängerten Reaktionszeit kommt es auch zu einer Beeinträchtigung der Tiefenschärfe beim Sehen und der Anpassung der Augen an die Dunkelheit.

Aber wie schon eben angedeutet, müssen diese Anzeichen eines über- mäßigen Alkoholgenusses nicht immer vorliegen, denn einige Leute werden schon von vornherein auf Alkohol ruhiger als im nüchternen Zustand.

Je nach Zeit und Menge des Alkoholgenusses stellen sich Gleichgewichtsstörungen ein, die meistens daran zu erkennen sind, daß der Alkoholisierte beim Gehen schwankt oder beim Bücken, sei es zum Aufheben eines Gegenstandes, hinstürzt. Gerade in diesem Erregungsstadium wird das Selbstgefühl gesteigert und dieses wiederum veranlaßt den Betrunkenen weiter zu trinken. Dann weicht die anfängliche Munterkeit einer gewissen Müdigkeit. Die Zunge wird schwer und die anfänglich noch zu verstehende Sprache geht in ein Lallen über. War das Gesicht im Erregungsstadium noch gerötet, so tritt nun eine deutliche Blässe auf und mitunter kommen Übelkeit und Erbrechen hinzu.

Über grobe Gleichgewichtsstörung und Bewußtseinstrübung geht der Patient in das sogenannte Dämmerstadium über. Hier ist nur noch durch extrem starke Schmerzreize eine Reaktion zu erlangen. Kleinere chirurgische Eingriffe bei Verletzten können ohne Lokalanaesthesie gemacht werden. Wichtig ist hierbei nur, sich die Gefahr vor Augen zu halten, daß der Betrunkene unbemerkt in das nächste der oben angeführten 4 Stadien übergehen kann.

Da nun aber sowohl im Schlafstadium wie auch im Stadium der Atemlähmung immer eine Bewußtlosigkeit vorliegt und nicht immer äußere Anzeichen von übermäßigem Alkoholgenuß, wie der sogenannten Fahne, leeren Alkoholflaschen oder Angaben von Augenzeugen vorliegen, muß sich der Laie an den unten angeführten Anzeichen orientieren.

Andere Vergiftungen und auch Hirnverletzungen müssen immer mitbedacht werden. Genau so gut ist es aber auch schon vorgekommen, daß trotz eines starken Alkoholgeruchs, der auf eine Alkoholvergiftung schließen ließ, eine andere akute, lebensbedrohende Krankheit, bei welcher der Alkohol eine Nebenrolle spielte, übersehen wurde.

Die klinischen Anzeichen einer Alkoholvergiftung, auf welche der hinzukommende Laie achten sollte, sind folgende:

1. Der Atemgeruch, wobei aber auch eine Täuschung durch Menthol oder ähnlichen Stoffen vorliegen kann.
2. Starke Rötung der Augenbindehaut.
3. Die Haut fühlt sich warm und trocken an. Es kann und hierin besteht eine ernste Gefahr, zu einem starken Wärmeverlust kommen.
4. Erbrechen des Mageninhaltes, wobei auf den Geruch des Erbrochenen zu achten ist, der aber auch wie beim Atemgeruch durch stark gewürzte Stoffe gefälscht sein kann.
5. Die Schmerzempfindung ist deutlich vermindert, d.h. der Betroffene reagiert wenig bzw. gar nicht mehr auf ausgeführte Schmerzreize.

Während die eben genannten Anzeichen hauptsächlich das 1. und den Beginn des 2. Stadiums betreffen, beziehen sich die nun folgenden vor allem auf die beiden letzten Stadien.

6. Die Reflexe sind abgeschwächt bzw. ganz aufgehoben, wodurch gleichzeitig die Gefahr besteht, daß Erbrochenes in die Atemwege gelangen kann.
7. Das Gesicht ist extrem blaß, die Haut fühlt sich nun feucht und kalt an, die Pupillen sind weit und reaktionslos.
8. Kann es in den anfänglichen Stadien kurzfristig zu einer ausgeprägten Muskelstarre kommen (man sagt dann nicht zu Unrecht "der Betrunkene sei steif wie ein Besenstiel"), liegt jetzt eine allgemeine Schlaffheit der Muskulatur vor, wodurch die Zunge und der Unterkiefer nach hinten sinken können und somit eine weitere Atembehinderung hervorgerufen werden kann.

9. Die Lippenfarbe ist nicht mehr rot, sondern bläulich verfärbt,
   sofern sich dies noch erkennen läßt, denn oft wird die Farbe
   von Blut, Schminke oder Erbrochenem überdeckt.
10. Die Atmung ist durch die zunehmende Lähmung des Atemzentrums
    stark vermindert.
11. Der Puls fühlt sich schwach an, der Herzschlag/Minute ist erhöht.

Wie wir soeben gehört haben, handelt es sich bei einer Alkoholvergiftung um eine zunehmende Verschlechterung des Zustandes des Vergifteten, d.h. Beginn des Alkoholgenusses, über Enthemmung, Bewußtlosigkeit, zunehmende Atemlähmung, Herz - Kreislaufversagen bis zum
Tode, sofern nicht rechtzeitig eingegriffen wird, um die vitalen
Funktionen zu erhalten.

Literatur

1. BRUGSCH, H., KLIMMER, O.R.: Vergiftungen im Kindesalter. Stuttgart: Ferdinand
   Enke-Verlag 1966.
2. FREY, R., HALMAGYI, M., LANG, K., OETTEL, P.: Vergiftungen - Erkennung, Verhütung
   und Behandlung. Berlin-Heidelberg-New York: Springer 1970.
3. HALHUBER, H.J., KIRCHMAIR, H.: Notfälle in der Inneren Medizin. München-Berlin-
   Wien: Urban und Schwarzenberg 1970.
4. KÖHNLEIN, H.E., WELLER, S., VOGEL, W., NOBEL, J.: Erste Hilfe - Ein Leitfaden.
   Stuttgart: Georg Thieme-Verlag 1967.

DER TRANSPORT DES ALKOHOLVERGIFTETEN AUS DER SICHT DES ARZTES

Von K.P. Müller

Nun ich möchte mich nicht anmaßen, Ihnen wesentlich neue Gesichtspunkte
zu diesem Thema bieten zu können. Und doch, meinen Kollegen unter Ihnen
möchte ich mit meinen Ausführen Leitgedanken in Erinnerung rufen, die
Ihnen beim Unterricht des nichtärztlichen Personals helfen sollen. Den
Angehörigen der Rettungsorganisationen möchte ich die Situation eines
Alkoholvergifteten vor Augen führen und vielleicht einige Hilfen in
der Betreuung dieser Patienten geben.

Wir alle wissen, daß zunehmender Alkoholgenuß den Menschen in eine
ähnliche Situation bringt, die er erfährt, wenn wir ihn in Narkose ver-
setzen. Kurz gesagt, die Narkosestadien nach Güdel an Hand des Äthers
beschrieben, sind fast genau durch den Genuß von Alkohol nachvollzieh-
bar. Mit zunehmendem Alkoholgenuß erkennen wir das Analgesiestadium,
das Exzitationsstadium und schließlich das Toleranzstadium. Hiernach
sollten sich auch unsere Maßnahmen am Patienten richten. Ein Be-
schwipster in leichtem Rausch dürfte sich im Analgesiestadium befinden. Sein Bewußtsein ist weitgehend intakt, und er interessiert
in diesem Zusammenhang weniger. Anders der Mitbürger, der durch über-
mäßigen Alkoholgenuß in den Zustand der Trunkenheit - vergleichbar mit
dem Exzitationsstadium - geraten ist. Nach unseren Erfahrungen bedarf
dieser Mensch, der bereits ein Patient ist, unserer Betreuung. Seine
Reflexe sind gesteigert, und sein Bewußtsein ist weitgehend ausgeschaltet. Hinzu kommt bei diesen Menschen natürlich ein voller Magen,
so daß sie der von uns gefürchteten Aspiration und ihren Folgen ausgesetzt sind. Wir können nur empfehlen diese Patienten, denn um solche
handelt es sich, in stabiler Seitenlage mit einem Krankenwagen in die
nächste Ausnüchterungszentrale zu transportieren. Ein besonders
schwieriges Unterfangen, da diese Patienten häufig trotz Bewußtlosigkeit sehr steif sind und dadurch die Lagerung erschwert ist.

Ich möchte an dieser Stelle darauf hinweisen, daß auch Patienten, die
noch bei Bewußtsein sind, unbedingt in Seitenlage transportiert werden
müssen. Dabei dürfte klar sein, daß in dieser Situation die schulbuch-
mäßige stabile Seitenlage nicht durchführbar ist. Randalierende Patienten müssen nach Schaffung eines venösen Zuganges sediert werden.

Unter stabiler Seitenlagerung verstehen wir ausschließlich die Seitenlagerung, bei der der untere Arm unter dem Körper des Patienten nach
hinten gezogen und das untere Bein abgewinkelt wird. Das obere Bein
wird gestreckt über das untere Bein gelagert. Der obere Arm wird der-
art gelagert, daß die Faust des Patienten unter dem Kinn zu liegen
kommt und den Kopf überstreckt hält. In dieser Lage dürfte bei diesen
Patienten die Gefährdung durch Aspiration weitgehend ausgeschaltet und
ein sicherer Transport gewährleistet sein.

Wie Sie aus diesen Ausführungen erkennen werden, ist die stabile
Seitenlage eine Fortführung der Natolagerung. Der einzige Unterschied
besteht in der Lagerung des oberen Armes. Wird die Faust des Patienten
bei der stabilen Seitenlagerung unter dessen Kinn gelagert, so legt
man bei der Natolagerung die flache Hand unter den Kopf des Patienten.

Eine sichere Überstreckung des Kopfes ist also hierbei nicht gewährleistet.

Wie muß nun der Transport sichergestellt werden, wenn der Alkoholgenuß der Patienten soweit ging, daß von Volltrunkenheit in medi-
zinischem Sinne gesprochen werden kann, d.h. wenn der Patient sich
im Toleranzstadium befindet. Hier sind alle Reflexe ausgeschaltet,
der Patient ist bewußtlos und eben allen Gefahren ausgesetzt, die
sich hieraus ergeben. Hinzu kommt neben der Kreislaufgefährdung die
respiratorische Insuffizienz. Die einzige Transportmöglichkeit dieser
Patienten ist der Notarztwagen. Diese Patienten sollten u.E. intubiert
werden, und eine fortlaufende Kreislauf- und Atemüberwachung sollte
gewährleistet sein. Notfalls bedürfen diese Patienten einer assi-
stierten Beatmung und kontrollierten Kreislaufstützung bis zur nächsten
Ausnüchterungszentrale, die in diesen Fällen eindeutig die Funktion
einer Entgiftungszentrale einnimmt.

DIE BEHERRSCHUNG DER LEBENSRETTENDEN SOFORTMASSNAHMEN -
EINE GRUNDVORAUSSETZUNG ZUR ERKENNUNG UND BEHANDLUNG VON
ALKOHOLVERGIFTETEN

Von D. Theiss, R. Frey, Gh. Sehhati und P. Rheindorf

Zusammenfassung

Durch akute Alkoholvergiftung können folgende vitale Gefährdungen
auftreten, die lebensrettende Sofortmaßnahmen erfordern:
Bolustod
Verlegung der Atemwege
Aspiration
Unterkühlung
zentrale Atemdepression
Kreislaufstillstand

Der Verlegung der Atemwege, der Aspiration und der Unterkühlung kann
vorgebeugt werden.

Verlegte Atemwege sind meist schnell und zuverlässig freizuhalten.
Die zentrale Atemdepression erfordert Beatmung, so daß es nicht erst
zum Herzstillstand kommt.

Bei eingetretenem Herzstillstand bewirken die kardiopulmonalen Wiederbelebungsmaßnahmen entweder wieder spontane Herzaktionen, bzw. die
Zeitspanne bis zum Einsatz weiterer therapeutischer Maßnnahmen kann
durch den Minimalkreislauf überbrückt werden.

Alkohol versetzt in die typischen, allgemein bekannten Rauschzustände.

Übermäßiger Alkoholgenuß kann die Gesundheit und das Leben auf verschiedene Weise gefährden: Von der Häufigkeit her gesehen am bedeutsamsten sind die Unfälle, die durch Einschränkung der Selbstkritik,
der Wahrnehmung und der Reaktionsfähigkeit im Stadium der euphorischen
Erregung und der darauf folgenden Ermüdung verursacht werden. Wenn
dabei auch häufig lebensrettende Sofortmaßnahmen notwendig werden, so
sind diese Personenschäden doch ebenso wenig alkoholspezifisch wie
die Verletzungen des Betrunkenen selbst oder anderer Personen durch
den Betrunkenen im sog. pathologischen Rausch.

Spezifischer für die Alkoholintoxikation, wenn auch statistisch gesehen selten, ist der Bolustod. Der Angetrunkene verschluckt sich
beim Essen, bedingt durch die gestörte Koordination der Schluck-
motorik und die Depression der Schutzreflexe, würgt, wird zyanotisch
und verstirbt innerhalb von Minuten. Bei der Sektion findet man im
Kehlkopfeingang z.B. ein Stück Wurst.

Alkohol verursacht zentralnervös Erbrechen. Schon im hypnotischen,
besonders aber im narkotischen Stadium besteht durch die Hypästhesie,
die Depression der Schutzreflexe und die gestörte motorische Koordination die Gefahr der Aspiration. Erbrochenes kann die Atemwege ver-
legen. Aspiration von Erbrochenem kann akut zur globalen Lungen-
insuffizienz führen im Sinne eines Mendelson-Syndroms oder zur
Aspirationspneumonie.

Im narkotischen Stadium ermöglicht die alkoholverursachte Gefäßweit-

stellung zusammen mit der Kälteunempfindlichkeit und dem Ausbleiben
des Kältezitterns die Auskühlung des Körperkerns und periphere
Erfrierungen.

Die häufigste unmittelbare Todesursache durch akute Alkoholvergiftung
ist die zentrale Atemdepression bzw. die zentrale Atemlähmung im
asphyktischen Stadium. Das livid-verfärbte Gesicht zeigt den Sauerstoffmangel an. Die Atmung ist flach, wird unregelmäßig und unter-
bleibt schließlich ganz. Der Herzstillstand ist die Folge des Sauer-
stoffmangels und der Störung des Säure-Basen-Haushaltes im Sinne
einer respiratorischen und metabolischen Acidose. Eine direkte Ein-
wirkung des Alkohols auf das Herz im Sinne einer Verminderung der
Herzkraft wird diskutiert. Gelegentlich wird ein Lungenödem beobachtet,
auch bei Kindern.

Neben der zentralen Atemlähmung ist die Verlegung der Luftwege durch
die zurückgefallene Zunge oder durch Erbrochenes eine häufige Ursache
für die gestörte Lungenventilation.

Diese Aufzählung der wesentlich lebensgefährlichen Komplikations-
möglichkeiten zeigt die Notwendigkeit der Erkennung und Behandlung
der Alkoholvergiftungen und macht verstehbar, daß es für Alkoholvergiftete lebensgefährlich ist, wenn sie ohne Überwachung sich
selbst überlassen bleiben.

Da es sich bei den Alkoholvergiftungen häufig um lebensbedrohliche
Störungen der Vitalfunktionen Atmung und Kreislauf handelt - ca. 5 %
der schweren Alkoholvergiftungen enden tödlich - muß es sich bei den
Hilfeleistungen um Sofortmaßnahmen handeln, die nicht aufgeschoben
werden können bis zum Eintreffen in eine Klinik.

Glücklicherweise sind diese zeitgebundenen Sofortmaßnahmen zur Erhaltung oder zur Wiederherstellung der Vitalfunktionen ohne technische
Hilfsmittel am Notfallort möglich. Das Vorgehen ist unabhängig von der
Ursache der Störung der Vitalfunktionen ziemlich gleichartig, so daß
man das einmal eintrainierte Schema des Vorgehens immer wieder anwenden
kann. Damit nicht wertvolle Zeit durch Nervosität und unzweckmäßige
Maßnahmen verlorengeht, empfiehlt es sich, das folgende als ABC der
lebensrettenden Sofortmaßnahmen bezeichnete Schema einzuhalten:
A - Atemwege freimachen (bei Bewußtlosen)
B - Beatmung (bei Atemstillstand)
C - Compression des Herzens (bei Kreislaufstillstand)

A - Atemwege freimachen

Die Verlegung der Atemwege erkennt man an den vorhandenen, meist sogar
verstärkten Atembewegungen der Bauchdecke und des Brustkorbes, ohne
daß am Mund oder an der Nase Luft ein- oder ausströmt, was man mit
angenähertem Ohr sehr gut beurteilen kann. Die Verlegung der Luftwege
durch die in der alkoholbedingten Bewußtlosigkeit zurückgefallene
Zunge kann meist durch Überstreckung des Kopfes im Nacken in Sekunden
behoben werden. Häufig muß zusätzlich der Unterkiefer nach vorne geschoben werden.

Bei verlegter Nase wird der Mund einen Spalt breit geöffnet und der
Unterkiefer von den Kieferwinkeln aus nach vorne geschoben. Fremd-
körper im Rachen können am leichtesten bei Seitenneigung des Kopfes
mit den Fingern entfernt werden. Flüssigkeit im Rachenraum, z.B.
Blut, Speichel, Magensaft kann mit einem Katheter abgesaugt werden,
oder falls das hierzu notwendige Instrumentarium nicht vorhanden ist,

durch entsprechende Lagerung zum Herauslaufen aus dem Munde gebracht
werden.

Mit einem oder zwei Nasopharyngealtuben (Wendel-Tuben) oder mit einem
Oropharyngealtubus (Guedel-Tubus) können die Atemwege meist auf be-
queme Weise freigehalten werden, wenn die Tuben in der richtigen
Größe gewählt wurden. Besonders beim Oropharyngealtubus muß bedacht
werden, daß er bei noch teilweise erhaltenen Schutzreflexen Würgen
und Erbrechen auslösen kann. Die Mehrzahl der Bewußtlosen beginnt
bei freien Atemwegen wieder spontan zu atmen. Bei freier und ausreichender Atmung empfiehlt sich besonders für den Transport die
stabile Seitenlagerung. Sie schützt vor dem Zurücksinken des Zungen-
grundes und vor Aspiration (Abb. 1).

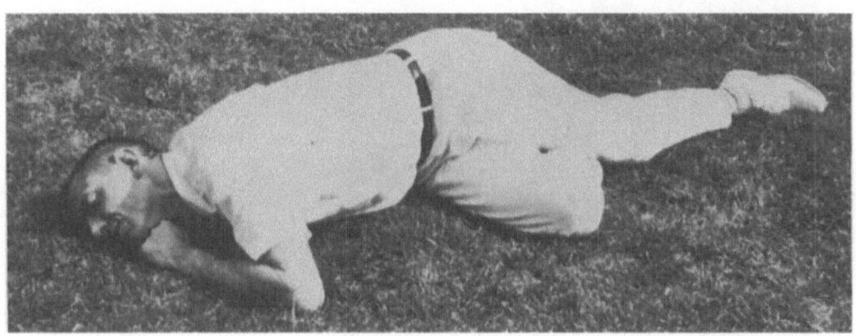

*Abb. 1. Stabile Seitenlagerung. Der Kopf ist überstreckt. Sekret und Erbrochenes
können der Schwerkraft folgend aus dem Mund abfließen. Die Hand vor dem Kinn
fixiert die Überstreckung. Die Lage des unteren Beines und der Arme verhindert
das Überrollen des so Gelagerten nach vorne oder hinten*

B - Beatmung

Die zentrale Atemlähmung ist die häufigste Todesursache der schweren
akuten Alkoholvergiftung. Wenn bei freien Atemwegen keine oder keine
ausreichende Spontanatmung einsetzt, dann liegt eine zentrale Atemlähmung vor und es muß sofort mit der künstlichen Beatmung begonnen
werden, um weitere Komplikationen wie Herzstillstand zu vermeiden.

Als Beatmungsmethode ohne Hilfsgerät kann nur die als <u>Atemspende</u>
bezeichnete Methode empfohlen werden, worunter die Mund-zu-Mund-
bzw. die Mund-zu-Nase-Beatmung zu verstehen ist (Abb. 2 und 3). Die
Atemspende ist nur wirksam, wenn dabei die Atemwege freigehalten
werden. Die Wirksamkeit der Beatmung kann an den Bewegungen des
Brustkorbes und am Ausströmen der Luft aus dem Beatmeten kontrolliert
werden. Wenn man dabei feststellt, daß die Beatmung nicht wirkungs-
voll ist, oder daß man statt der Lunge den Magen aufbläst, müssen
die Maßnahmen zur Freihaltung der Atemwege korrigiert werden.

Die Beatmungsmethode der Atemspende ist allen Druck- und Zug-Methoden
eindeutig überlegen, schon deshalb, weil die Hände des Beatmenden
zur Verfügung stehen für die Freihaltung der Luftwege. Die Atemspende erfordert keine vorbereitende Lagerung und ist mit weniger
Kraftaufwand verbunden. Verletzungen und Frakturen am Brustkorb und
an den Armen sind weniger störend. Der Nachteil der Atemspende ist
der direkte Kontakt mit dem Beatmeten, was im Falle eines Alkoholvergifteten, der vielleicht erbrochen hat, eine gewisse Überwindung

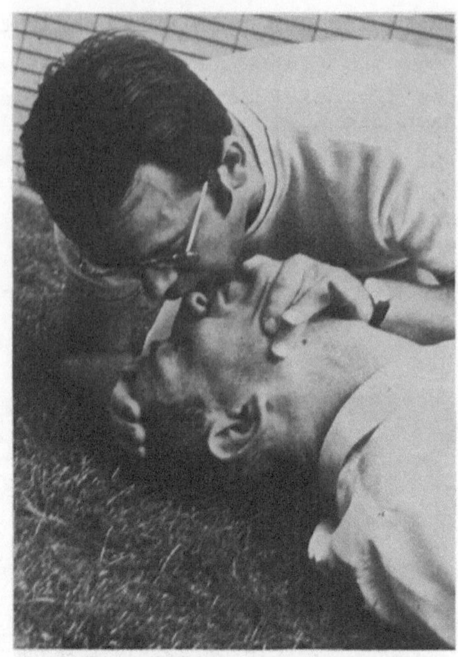

Abb. 2. *Mund-zu-Nase-Beatmung*

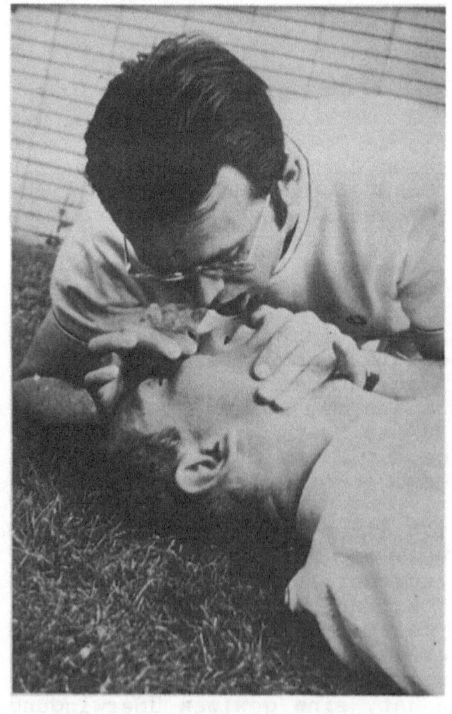

Abb. 3. *Mund-zu-Mund-Beatmung*

erfordert. Mit einem Stück luftdurchlässigen Stoff, z.B. mit einem
Taschentuch, das man auf Mund und Nase des Beatmeten legt, kann
dieses Problem weitgehend gelöst werden.

Rachenbeatmungstuben sollen ebenfalls den direkten Kontakt mit dem
Beatmeten vermeiden und gleichzeitig die Atemwege freihalten. Die
Rachenbeatmungstuben haben gegenüber der Atemspende ohne Hilfsmittel auch Nachteile: sie sind nicht immer und sofort zur Hand.
Bei ungeschickter Handhabung können sie Blutungen im Rachen auslösen. Wenn der Beatmete nicht tief bewußtlos ist, können sie zu
Erbrechen führen. Ein zu klein gewählter Rachentubus hält die Luftwege nicht frei, ein zu großer kann den Kehlkopfeingang durch Hinab-
drücken des Kehldeckels verschließen. Falls das Instrumentarium
dazu vorhanden ist und die Technik beherrscht wird, ist die Beatmung -
eventuell mit Sauerstoffzusatz - über eine Maske oder nach endo-
trachealer Intubation mit einem Atembeutel zu empfehlen.

C - Compression des Herzens

Der Kreislaufstillstand bei schwerer Alkoholvergiftung wird durch die
gestörte Lungenfunktion verursacht. Diese führt zum Sauerstoffmangel,
zur Anreicherung von Kohlendioxyd und zur Verschiebung im Säure-Basen-
Haushalt. Herzstillstand bedeutet die Unterbrechung des Transportes
der für die Zellen lebenswichtigen Substanzen. Das bedeutet, daß
innerhalb von Minuten eine nicht mehr umkehrbare Zellschädigung und
damit der irreversible Tod der Zelle eintritt. Der Kreislauf- bzw.
der Herzstillstand muß also erstens sofort erkannt und zweitens sofort
behandelt werden. Zur Erkennung des Kreislaufstillstandes dienen
folgende Symptome:

1. fehlender Puls
2. weite reaktionslose Pupillen
3. fehlende Atmung
4. Bewußtlosigkeit
5. blaßgraue Verfärbung der Haut und der Schleimhäute

Die Behandlung des Kreislaufstillstandes erfordert als Sofortmaßnahme
die Herstellung eines Minimalkreislaufs durch äußere Herzmassage bei
gleichzeitiger Beatmung der Lunge. Die Kompression erfolgt durch Druck
auf das untere Drittel des Brustbeins. Dadurch nähert sich das Brustbein der Wirbelsäule und das dazwischen liegende Herz wird komprimiert,
so daß sich die Herzkammern in der durch die Klappen vorgegebenen
Richtung entleeren. Dabei soll der Druck nur mit dem Handballen und nur
auf das untere Drittel des Brustbeins ausgeübt werden, damit zur Ver-
meidung von Rippenbrüchen die Elastizität der Rippenknorpel ausgenutzt werden kann.

Wenn zwei Helfer zur Stelle sind, übernimmt der eine die Beatmung und
der andere die Herzmassage. Nach drei- bis fünfmaliger Beatmung zu
Beginn folgt auf je fünf Herzkompressionen eine Beatmung. Ein eventuell
vorhandener dritter Helfer hält die Beine hoch, um im Sinne einer Auto-
transfusion mehr Blut für den Minimalkreislauf zur Verfügung zu stellen
und um die Perfusion von empfindlicheren Organen auf Kosten der Beine
zu begünstigen. Die Herzkompressionen erfolgen beim Erwachsenen mit
einer Frequenz von ca. 80 pro Minute. Das Brustbein soll dabei der
Wirbelsäule um ca. 5 cm angenähert werden.

Wenn nur ein Helfer zur Stelle ist, muß er abwechselnd die Beatmung
und die Herzmassage übernehmen. Dann folgen nach wiederum drei- bis
fünfmaliger Beatmung zu Anfang auf 15 Herzkompressionen 3 Beatmungen
(Abb. 4).

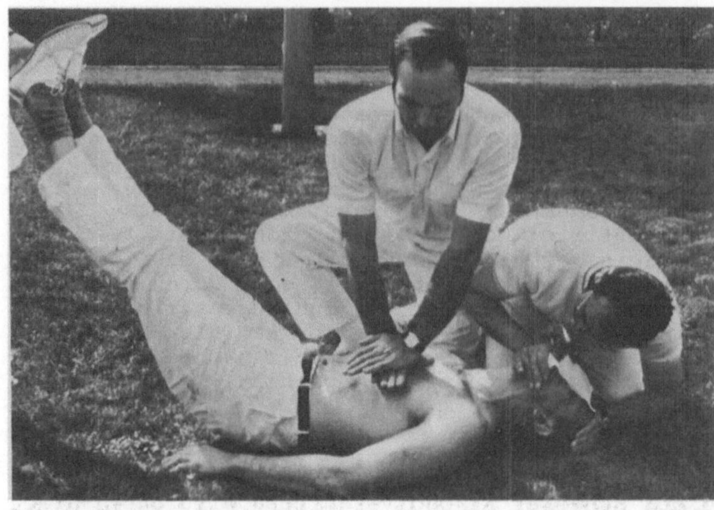

Abb. 4. Cardiopulmonale Wiederbelebung

Die Wirksamkeit der kardiopulmonalen Wiederbelebungsmaßnahmen erkennt
man im Engerwerden der Pupillen und im Rosigwerden der Haut und der
sichtbaren Schleimhäute. Wenn die Pulskontrolle an der Halsschlagader
oder in der Leistenbeuge zeigt, daß die Herzaktion wieder in Gang gekommen ist, sollten die Herzmassage und die Beatmung noch so lange
weitergeführt werden, bis man überzeugt ist, daß die Förderleistung
des Herzens ausreicht. Die Beatmung oder zumindest die Überwachung der
Atmung muß bis zum Abklingen der Vergiftung weitergeführt werden.

Wenn auf die beschriebene Weise die Herzaktion nicht in Gang kommt,
kann durch den Minimalkreislauf die Zeit überbrückt werden, bis
weiterreichende Behandlungsmöglichkeiten zur Verfügung stehen, z.B.
Instrumentarium zur Intubation und Sauerstoffbeatmung, alkalisierende
Lösungen, EKG-Überwachung, Alupent, Adrenalin, ein Defibrillator.

Alkoholvergiftungen kommen auch bei Kindern vor. Kinder tolerieren
pro kg Körpergewicht weniger Alkohol als Erwachsene. Auch an die
Vergiftungsmöglichkeiten durch likörhaltige Pralinen und dergleichen
muß gedacht werden. BRUGSCH und KLIMMER berichten von einer Alkoholvergiftung bei einem 8 Tage alten Säugling, dessen Mutter vor dem
Stillen einen Liter Portwein getrunken hatte.

Die Sofortmaßnahmen bei alkoholvergifteten Kindern umfassen ebenfalls Freihalten der Atemwege, Aspirationsprophylaxe, Verhindern
des Auskühlens, nötigenfalls Beatmung und kardiopulmonale Wiederbelebung. Die praktische Durchführung dieser Maßnahmen unterscheidet
sich von der bei Erwachsenen in folgender Weise: bei der Beatmung
sehr kleiner Kinder wird bei der Atemspende die Luft über den Mund
und die Nase gleichzeitig eingeblasen. Bei der Herzmassage erfolgen
bei Säuglingen die Kompressionen mit einer Frequenz von 100 bis 120
pro Minute, bei Kleinkindern mit einer Frequenz von 80 bis 100 pro
Minute. Wegen der kleineren anatomischen Verhältnisse wird bei
Säuglingen die Herzmassage mit Zeige- und Mittelfinger und bei Kleinkindern mit dem Daumenballen ausgeführt. Das Zahlenverhältnis der
Beatmung zu den Herzkompressionen 1 : 5 bzw. 3 : 15 gilt auch bei
Kindern.

<u>Literatur</u>

1. AHNEFELD, F.W.: Sekunden entscheiden - lebensrettende Sofortmaßnahmen. Springer: Berlin-Heidelberg-New York 1967.
2. AHNEFELD, F.W., FREY, R., HALMAGYI, M., von LUTZKI, H., NOLTE, H.: Ciba-Symposion 1, 1968.
3. ARENA, J.M.: Poisoning. Chemistry - Symtoms - Treatments. Springfield, Illinois, 1963.
4. BENSLEY, E.H., JORON, G.E.: Handbook of Treatment of Acute Poisoning. Edinburgh und London, 1963.
5. BRUGSCH, H., KLIMMER, O.R.: Vergiftungen im Kindesalter.
6. DEICHMANN, W.B., GERARDE, H.W.: Symptomatology and Therapy of Toxicological Emergencies, New York und London 1964.
7. FREY, R., JUDE, J., SAFAR, P.: Die äußere Herzwiederbelebung. Dtsch. Med. Eschr. <u>87</u>, 857-863 (1962).
8. FREY, R., AHNEFELD, F.W.: Schockbekämpfung und Wiederbelebung von Atmung und Kreislauf. Wehrtechn. Monatsh. Frankfurt <u>12</u>, 471-480 (1964).
9. FREY, R., NOLTE, H.: Wiederbelebung am Unfallort und auf dem Transport. Anaesthesist <u>17</u>, 4, 113-116 (1968).
10. GRAHAM, J.D.P.: The Diagnosis and Treatment of Acute Poisoning. Oxford University Press 1962.
11. KÖRNER, M.: Der plötzliche Herzstillstand. Springer: Berlin-Heidelberg-New York 1967.
12. KREUSCHER, H.: Die Aufgaben des Arztes bei der ersten Hilfe am Unfallort. In: Handbuch der Verkehrsmedizin S. 998-1023 Hrsg.: K. WAGNER und H.J. WAGNER. Springer: Berlin-Heidelberg-New York 1968.
13. LUDEWIG, R., LOHS, K.: Akute Vergiftungen. Jena 1968.
14. MOESCHLIN, S.: Klinik und Therapie der Vergiftungen. Stuttgart 1964.
15. MOLL, H.: Vergiftungen bei Kindern. C.H. BOEHRINGER SOHN. Ingelheim 1965.
16. NOLTE, H.: Die Möglichkeiten der ersten ärztlichen Hilfe und Wiederbelebung. Der Landarzt <u>22</u>, 1037-1042 (1967).
17. SEHHATI, Gh., FREY, R., RHEINDORF, P., THEISS, D.: Das ABC der Sofortmaßnahmen am Unfallort und auf dem Transport ins Krankenhaus. Münch. Med. Wschr. <u>115</u>, 1201-1207 (1973).
18. STAUCH, M.: Kreislaufstillstand und Wiederbelebung. Stuttgart 1969.
19. LONGMORE, J.: The Emergency Treatment of Alcoholic Poisoning. The Police Journal XLVIII, 4, 284-292 (1975).

Vorstellungen über die Organisation der Alkoholentgiftungszentrale der Universitätskliniken Mainz

Von P. Rheindorf

Der akut Alkoholvergiftete ist ein Patient! Der akut Alkoholvergiftete
kann zu einem Problempatienten werden, wenn sich unglücklicherweise
eine Summation verschiedener Ereignisse anbahnt: Alkohol-Unfall,
Alkohol-Stoffwechselgrunderkrankung, etc. Eine Alkoholvergiftung verschuldet der Patient selbst, er betrinkt sich maßlos. Aber werden
nicht andere selbstverschuldete Krankheiten ohne Diskussion behandelt?
Der Selbstmord, der Herzinfarkt beim Raucher, die Gicht beim Adipösen,
beim "Essüchtigen"?

Die Erfahrungen der Rosenmontage in Mainz zeigten deutlich, daß der akut
Alkoholvergiftete behandlungsbedürftig ist. Am Rosenmontag 1973 wurden
103 Patienten von uns untersucht und behandelt, 1974 waren es 126,
davon mußten jeweils etwa 5 % zur Weiterbehandlung ins Krankenhaus
überwiesen werden. Aufgrund der Aussage der Polizei in Mainz rechnet
man täglich mit 2 - 3 akut Alkoholvergifteten, das sind im Jahr 728 -
1092. Verstirbt von dieser Zahl (jährl. ungefähr 500) nur ein einziger
Patient wegen unsachgemäßer Behandlung, dann entspricht das einer
Mortalität von 0,1 %!

Drei Grundfragen müssen bei jedem Alkoholvergifteten berücksichtigt
werden:
1. Liegt eine reine Alkoholvergiftung vor?
2. Liegt eine Alkoholvergiftung bei bestehender Grundkrankheit vor?
3. Liegt eine Alkoholvergiftung und eine dadurch bedingte zusätzliche
   Folgeerkrankung vor?

Die Universitätskliniken Mainz und die anderen Mainzer Krankenhäuser
verfügen nicht über interdisziplinäre Aufnahmestationen. Es muß also
eine zentrale Sammelstelle geschaffen werden, wo die Alkoholvergifteten
aufgenommen, behandelt und bzw. oder einer entsprechenden, ihrer Grundkrankheit gemäßen qualifizierten Behandlung zugeführt werden können.
Hierzu bietet sich das Wort Alkoholentgiftungszentrale an.

Bekanntermaßen durchläuft die Alkoholvergiftung alle Stadien, wie wir
sie bei den Narkosestadien nach GUEDEL kennen: das Stadium der Schmerzlosigkeit (Analgesie), das Stadium der Aufgeregtheit (Excitation), das
Stadium der Bewußtlosigkeit (Toleranz), das Stadium der Atemlähmung
(Asphyxie). Allerdings werden die Stadien langsamer durchlaufen als
es bei der Narkose der Fall ist.

Die Aufgabe der Alkoholentgiftungszentrale muß darin bestehen,
Personen die sich im Excitationsstadium oder beginnendem oder vollem
Toleranzstadium (und hoffentlich nicht im Asphyxiestadium) befinden,
aufzunehmen. Sie müssen hier fachgemäß von qualifizierten Ärzten
untersucht werden, eventuell müssen sofort entsprechende Therapie-
maßnahmen ergriffen werden. Diese Erstuntersuchung muß gleichzeitig
darauf hinzielen, festzustellen, ob eine andere Grunderkrankung vorliegt (mit oder ohne Alkoholvergiftung). Oder es muß festgestellt
werden, ob es als Folge der Alkoholvergiftung zu einer Zusatzerkrankung (z.B. Aspiration von Mageninhalt) gekommen ist. Diese wenigen
Punkte machen schon deutlich, daß es sich hierbei um eine echte Entgiftungszentrale handeln muß, an die alle Anforderungen und Be-

dingungen gestellt werden müssen, wie es bei anderen Entgiftungs-
zentralen der Fall ist.

Die Alkoholentgiftungszentrale muß rund um die Uhr d.h. 24 Stunden
einsatzbereit sein. Es muß entsprechend qualifiziertes Personal, sowie
ausreichend Hilfspersonal vorhanden sein um Zusatzunfälle der meist
nicht voll ansprechbaren Patienten zu verhindern. Es ist bekannt, daß
akut Vergiftete meist verschmutzt sind und nicht mehr über normale
Schutzfunktionen verfügen, d.h. sie lassen unter sich, sie erbrechen,
sie asprieren. Es muß also auch ausreichend Reinigungspersonal vorhanden sein. Der Alkoholentgiftungszentrale müssen neben fest einge-
teilten Ärzten, auch Ärzte aller Fachabteilungen konsiliarisch zur
raschen und reibungslosen Diagnose und Weiterbehandlung zur Verfügung
stehen. Für diese Aufgaben müssen nun entsprechende Räume vorhanden
sein. In Zusammenarbeit mit dem ehemaligen Vorstand der Universitätskliniken, dem Bauamt des Klinikums und dem Institut für Anaesthesiologie
wurden die Räumlichkeiten unter der chirurgischen Poliklinik um-
funktioniert. Es ist unumgänglich notwendig, daß hier ein gesonderter
Zufahrtsweg von der Straße her besteht, denn wie sollten Patienten, die
noch oft stark randalieren, durch lange Klinikgänge, vorbei an anderen
akut Erkrankten gefahren werden. Diese Forderungen wurden bereits in
die Tat umgesetzt und sind in den oben beschriebenen Räumen vorhanden.

Grundsätzlich handelt es sich um <u>drei</u> Räume:
1. Aufnahme- und Untersuchungsraum
2. Erstbehandlungs- und Zusatzuntersuchungsraum (speziell für
   Konsiliaruntersuchungen).
3. Betten- und Ausschlafraum.
Noch nicht gelöst ist die Frage des Arztaufenthaltsraumes, des Pflege-
personalraumes, der Unterbringung des Reinigungspersonals sowie der
Abstellräume.

Die Ausstattung dieser Räume muß auf die speziellen Gegebenheiten der
Patienten, die hier behandelt werden sollen, abgestimmt sein.

Der <u>Aufnahmeraum</u> muß so eingerichtet sein, daß hier eine Schockbehandlung, eine Akutbehandlung im Sinne der lebensrettenden Sofortmaßnahmen durch den Arzt durchgeführt werden kann. Wie bekannt ist,
bestehen die lebensrettenden Sofortmaßnahmen in der Freilegung und
Freihaltung der Atemwege, der Beatmung, der Schockbehandlung sowie
im Anlegen von Infusionen und in medikamentöser Erstbehandlung. Hinzu
kommt noch die Ruhigstellung eines enorm agitierten Patienten. Hier
wird schon wieder ein Problem deutlich, auf das bisher keine Antwort
gegeben werden konnte, und dann ist der Patient ein Patient der Alkoholentgiftungszentrale. Wer kann beantworten, wann aus dem randalieren-
den Patienten ein bewußtloser Patient im Schockzustand wird?

Es werden im Aufnahmeraum Absauggeräte zur Mundreinigung benötigt, die
Möglichkeit zur Gabe von Sauerstoff muß gewährleistet sein, Intubations-
besteck für den bewußtlosen Patienten mit eingeschränkter oder fehlender Spontanatmung muß ebenso vorhanden sein wie entsprechende
Infusionen und Medikamente.

Der <u>Erstbehandlungsraum und Zusatzuntersuchungsraum</u> muß über das gleiche
Inventar wie der Aufnahmeraum verfügen, jedoch muß hier zusätzlich noch
die Möglichkeit gegeben werden, Blutentnahmen und Laboruntersuchungen
durchzuführen. Hier müssen Konsiliarärzte Platz und Zeit haben, ihrer
Tätigkeit im vollen Umfange nachzugehen. Es muß die Möglichkeit bestehen, hier einfachste Röntgenuntersuchungen durchzuführen, sei es
mit einem Röntgenbildverstärker oder sogar nur mit einer Röntgenkugel.
Hier muß notfalls eine Wundversorgung durch den Chirurgen, eine Blut-
stillung durch den HNO-Arzt oder den Zahnkliniker durchgeführt werden.

können. Der Neurochirurg, der Neurologe, der Psychiater, der Internist,
der Pädiater, der Augenarzt müssen die Möglichkeit haben, eine kurze,
aber eingehende fachspezifische Untersuchung durchzuführen. Hier können
Blutproben und Urinentnahmen zur Bestimmung des Blut- und Urinalko-
holgehaltes durchgeführt werden. Hier muß das Risikoregister der
Universitätskliniken bereitliegen, um jederzeit eingesehen werden zu
können. Nur der rasche Ausschluß einer anderen Grunderkrankung oder
einer schweren Zusatz- oder Folgeerkrankung erlaubt eine Weiterbehandlung <u>im Betten- und Ausschlafraum</u>. Hier sind noch andere Grund-
einrichtungsgegenstände erforderlich. Die Betten müssen verstellbar
sein. Der <u>nur</u> betrunkene Patient wird hierhin gebracht und, falls er
es nicht von alleine tut, mit Apomorphin zum Erbrechen und zur Ruhigstellung gebracht. Obgleich wir durch die Untersuchungen des gerichts-
medizinischen Institutes der Universität vom Rosenmontag 1972 wissen,
daß das Erbrechen nach Apomorphingabe keine wesentlichen Alkoholmengen
mehr aus dem Körper befördert und so eine Weitervergiftung verhindert,
ist uns doch bekannt, daß die Patienten nach Apomorphingaben ruhig und
friedlich werden. Diese Ruhigstellung ist vorteilhaft und bisher wurde
kein ungefährlicheres Mittel gefunden um aus dem unruhigen, agitierten
im beginnenden Schock befindlichen Patienten einen ruhigen harmlosen,
schläfrigen Patienten zu machen.
Bei Patienten mit Schock, Kreislaufinsuffizienz oder gar Bewußtlosigkeit, müssen erst die Begleiterscheinungen der Alkoholvergiftung
behandelt werden. Es müssen Kreislaufmittel verabreicht, Infusionen
gegeben werden, der Patient muß sorgfältig überwacht werden, um gegebenenfalls eine durch Erbrechen verursachte Aspiration zu verhindern
oder der protrahierte Schock bedarf nun einer Behandlung.
Der Raum hierfür muß gut und leicht zu reinigen sein, der Abzug muß
gut funktionieren, denn welcher Pflegekraft kann es zugemutet werden,
sich länger in einem Raum aufzuhalten, in dem sich Erbrochenes und
Uringestank summieren. Die Betten, in denen die Patienten ausschlafen,
müssen so verstellbar sein, daß ein schlafender Patient nicht heraus-
fallen kann, also bodentief, daß aber im gegebenen Fall das Pflegepersonal oder der Arzt ohne große Verrenkungen an dem Patienten seine
Behandlungstätigkeiten ausführen kann, also in normaler Bettenhöhe.
Der Ausschlafraum muß durch eine Klingel mit den anderen Räumen verbunden sein, sodaß jederzeit weitere Hilfe oder der Arzt angefordert
werden können. Es muß ein vollständig eingerichteter Arzneischrank vorhanden sein mit all den Medikamenten, die für die lebensrettenden
Sofortmaßnahmen durch den Arzt erforderlich sind. Es müssen ausreichend
Infusionsständer und Infusionen bereitstehen.

Hier können die Karteikarten, die über jeden Patienten geführt werden,
aufbewahrt und vervollständigt werden.
Es bietet sich eine Gruppierung etwa so an:
a) leichte unauffällige Vergiftung
b) Vergiftung und Excitationszustand
c) Vergiftung und Schockzustand
d) Vergiftung und andere Grund- oder Folgekrankheit.

Auf einer Wandtafel soll der Zeitpunkt der Aufnahme und der Name des
Patienten registriert werden. Hier kann kurz notiert werden, ob dem
Patienten eine Alkoholprobe entnommen wurde oder ob und welche anderen
Untersuchungen durchgeführt wurden.

Es ist zu erwarten, daß sich gleiche Patienten in regelmäßigen Ab-
ständen immer wieder einfinden. Handelt es sich hierbei um wirklich
akut alkoholvergiftete Personen, so ist das sicher ohne Besonderheiten
tolerabel. Die Aufgabe der Alkoholentgiftungszentrale ist es jedoch
nicht, stadt- und landbekannten Pennern ein Asyl zu bieten. Hier kommt
es natürlich auf die sinnvolle und überlegte Arbeit der Polizei und
der Rettungsorganisationen an, die es sich nicht zu leicht machen

dürfen, wenn sie irgendwo einen Betrunkenen auffinden. Akut Alkoholvergiftete sollen vor einem schlimmen Schicksal bewahrt, nicht aber
Betrunkene irgendwo abgeliefert werden.
Das nachfolgende Dia soll die bisherigen Ausführungen nochmals kurz
und übersichtlich zusammenfassen: Der akut Alkoholvergiftete, der
irgendwo aufgefunden wird, egal ob er eben noch ansprechbar ist oder
bereits bewußtlos ist oder sich im schweren Kreislaufkollaps befindet,
wird mit dem Krankenwagen und nur mit diesem vom Wirtshaus aus, von
der Polizei von der Straße her in den Aufnahme- und Untersuchungsraum gebracht. Hier wird er von besonders geschultem Pflegepersonal
und Pflegehilfspersonal aufgenommen, eventuell gleich registriert
und der Erstuntersuchung durch den Arzt zugeführt. In dieser Erstuntersuchung kann gegebenenfalls die Blutalkoholprobe enthalten sein.
Liegt eine reine Alkoholvergiftung vor, wird der Patient unverzüglich
in den Ausschlaf- und Bettenraum gebracht. Hier wird Apomorphin, zur
Kreislaufunterstützung eventuell Novadral verabreicht.
Der Patient wird mit einem Eimer in der Hand auf ein nieder gestelltes
Bett gelegt und unter ständiger Überwachung durch das hier bereit-
stehende Pflegepersonal seinem Schicksal überlassen.
Zeigt aber die Erstuntersuchung, daß keine reine Alkoholvergiftung
vorliegt oder treten Zweifel auf, ob nicht gleichzeitig eine schlimme
Zusatzerkrankung oder eine völlig andere Grundkrankheit vorliegt,
werden unter gleichzeitiger Einsicht des Risikoregisters die entsprechenden Labor- und Konsiliaruntersuchungen eingeleitet. Steht die
etwaige Diagnose dann fest, wird der Patient entweder auf die für ihn
zuständige Krankenstation oder aber in den Operationssaal verbracht,
oder in den Ausschlafraum, wo die oben angeführten Maßnahmen durchgeführt werden, in Ergänzung mit den von den Konsiliarärzten empfohlenen,
hier durchführbaren Therapie.
Ein Wunschtraum wäre es, wenn vor der Entlassung des gebesserten
Patienten eine Kurzvisite mit den Konsiliarärzten durchgeführt werden
könnte. Somit wäre ein sicherer Abschluß einer "Sonderbehandlung"
eines "Sonderpatienten" gewährleistet.

Aus dem bisher ausgeführten geht bereits deutlich hervor, in welchem
Umfange Personal für die Alkoholentgiftungszentrale erforderlich ist
und welche Anforderungen an dieses Personal gestellt werden.
Die Alkoholentgiftungszentrale muß rund um die Uhr mit vollwertigem
Personal besetzt sein um effektiv wirksam zu sein. Eine genau de-
taillierte Aufstellung erscheint an dieser Stelle nicht gerechtfertigt. Eines ist sicher, Ärzte und Pflegepersonal müssen qualifi-
ziert sein und in ausreichender Anzahl zur Verfügung stehen.
Von den Ärzten wird neben fundierten Grundkenntnissen, insbesondere
der lebensrettenden Sofortmaßnahmen, rasche und sachliche Entschei-
dungsfähigkeit gefordert. Das Pflegepersonal, mindestens in seiner
Leitung muß pflegerische Fähigkeiten, theoretische vollwertige Grund-
kenntnisse und großes Organisationstalent besitzen. Reinigungspersonal muß in größerer Anzahl vorhanden sein, auch nachts. (Ist
nicht Hamburg am Fehlen des Reinigungspersonals gescheitert?)

Zusammenfassend muß gesagt werden, der akut Alkoholvergiftete bedarf der Behandlung, es ist kein Besoffener, es ist ein Patient. Die
Durchführung der Behandlung der akuten Alkoholvergiftung ist ein Problem in jeder Hinsicht, in sozialer, soziologischer, medizinischer
und auch nicht zuletzt in organisatorischer. Man kann den akut
Alkoholvergifteten sicher nicht neben einem Herzinfarktpatienten behandeln. Dies ist nicht ein Problem das unser Land, unsere Stadt alleine
angeht, auch andere Länder haben sich bereits und auch ständig damit
auseinanderzusetzen. (Schweden, Norwegen, Tschechoslowakei etc.).
Von diesen Ländern sind uns Alkohol-Zentren bekannt.

Die Behandlung der Alkoholvergiftung am Beispiel der Mainzer Rosenmontagserfahrungen

Von H. Müller

Der Alkoholisierte stellt Rettungsorganisationen, Polizei und Kliniken
immer wieder vor Probleme, da niemand mit einem Betrunkenen etwas
rechtes anzufangen weiß. In der ungünstigsten Lage ist die Polizei. Sie
soll einerseits den Betrunkenen vor Schaden an der eigenen Person bewahren, andererseits aber auch verhindern, daß er als Unzurechnungs-
fähiger Unbeteiligten Schaden zufügt. Um einen Alkoholisierten in eine
Ausnüchterungszelle zu stecken, benötigt sie eine Haftfähigkeitsbe-
scheinigung. Diese wiederum muß von einem Arzt ausgestellt sein, der
bescheinigt, daß man den betreffenden ohne Gefahr für Leib und Leben
in eine Einzelzelle bis zur Ausnüchterung verbringen kann. Häufig
wären solche Patienten besser in der Klinik aufgehoben, um so mehr, da
man im Alkoholisierten weniger einen nur Betrunkenen als vielmehr einen
hilfebedürftigen Patienten sehen soll. Andererseits ist aber häufig in
den Kliniken kein Platz - sprich Bett - zum Ausschlafen verfügbar, da,
besonders an Wochenenden, zahlreiche Unfallverletzte und Akutkranke
aufgenommen werden müssen. Der hier tätige Arzt wird in der Regel ein-
sehen, daß der Betrunkene in klinische Beobachtung gehört. Wenn er nun
kein Bett zur Verfügung hat oder für diesen Zweck keines zur Verfügung
stellen will, wird er sich natürlich weigern, eine Haftfähigkeitsbe-
scheinigung auszustellen, sondern empfehlen, ein anderes Krankenhaus
anzufahren, wo sich dann häufig das gleiche abspielt.
Wenn nun an Volksfesten - wie dem Mainzer Rosenmontag - mit Betrunkenen
in großer Zahl gerechnet werden muß, liegt es auf der Hand, daß man auf
diese Weise nicht weiterkommt. Gerade am Rosenmontag ist zu bedenken,
daß außer der großen Anzahl von Betrunkenen auch verhältnismäßig mehr
stärker Betrunkene und jugendliche Betrunkene anfallen. Nach den Erfahrungen der letzten Rosenmontage sind etwa 100 - 150 Alkoholisierte
aufzunehmen, etwa 20 werden ohne Behandlung wieder nach Hause ge-
schickt. 10 - 20 % der Eingelieferten sind Frauen. Daß an kalten Tagen
mehr konzentrierte Alkoholika getrunken werden, ist anzunehmen, für
die Arbeit in der Ausnüchterungszentrale hat dies bisher jedoch noch
keine spürbaren Auswirkungen hinterlassen, da der Ausschrank hoch-
prozentiger Alkoholika auf der Straße nicht erlaubt ist.

In den fünfziger Jahren war es üblich, alle Betrunkenen in Einzel-
zellen zu verbringen. Dies hat sich nicht bewährt. Unter anderem wird
über zwei Todesfälle berichtet. Daraufhin wurden alle Volltrunkenen
routinemäßig in die Universitätskliniken aufgenommen. Jetzt gab es
keine Todesfälle mehr. Nachteile waren außer Beschmutzung und Be-
schädigung von Klinikseinrichtungen die völlige Verstopfung der Not-
aufnahme, durch die eine ordnungsgemäße Versorgung Schwerverletzter
und Schwererkrankter erheblich behindert war. Ab 1962 wurde deshalb
ein Notlazarett am Halleplatz eingerichtet. Hier konnten alle Helfer
mit geringeren Schwierigkeiten arbeiten. Um vom Brennpunkt des Ge-
schehens etwas wegzukommen, bedient man sich ab 1964 der Windmühlenschule, die als Ausnüchterungszentrale eingerichtet wurde.
Nun einige Worte über die Ausnüchterungszentrale selbst. Um die
Funktion dieser Ausnüchterungszentrale auch in Spitzenzeiten zu
garantieren, ist ein Minimum an Ausrüstung, Personal und Räumlichkeiten erforderlich.

Ausrüstung

Für den Aufnahmeraum 2 bis 3 auswechselbare Tragen
Im Spezialbehandlungsraum:
OP-Tisch, OP-Lampe
EKG, transportable Sauerstoff-Flaschen
Infusionen aller Art
Medikamente: Narkotika, Sedativa, Kreislaufmittel, Intubationsbe-
steck, Medikamente für die Wiederbelebung, Ruben-Beutel und Masken
Die Feldbetten werden vom DRK zur Verfügung gestellt, sie sind mit
einer Plastikfolie überzogen, es wird Einmal-Bettwäsche verwendet.

Personal

Vom Institut für Anaesthesiologie werden 4 - 5 Ärzte und 3 examinierte
Anaesthesiepfleger zur Verfügung gestellt.
Vom DRK 1 Organisator, 2 - 3 Helfer für Aufnahme und Registratur, 2 -
4 Helfer zur Patientenbetreuung pro Zimmer. 2 Helfer sind zum Schutz
an der Eingangstür postiert.
Insgesamt sind 20 - 25 Personen tätig.

Räumlichkeiten

Die Schule ist im Pavillonstil erbaut. Alle Räume sind ebenerdig. Eine
zusätzliche Gefahr für die Betrunkenen durch Treppen, außer der Ein-
gangstreppe, scheidet hierdurch aus. Es stehen 8 Räume zur Verfügung,
von denen 5 zur Aufnahme von Patienten vorgesehen sind. Ein Raum dient
als Aufenthaltsraum für das zahlreiche Personal, ein anderer enthält
die ärztliche Ausrüstung, der sog. Arzt- oder Spezialbehandlungsraum.
Der Raum, der sich am nächsten vom Eingang befindet, ist die sog.
Aufnahme. Hier werden die Patienten meist liegend hineingebracht. Nach
Feststellung der Personalien und ärztlicher Untersuchung sowie einer
eventuellen Medikation werden die Alkoholisierten dann auf ein Zimmer
verlegt, wobei 3 Zimmer mit jeweils 10 - 12 Betten für Männer, ein
Zimmer für Frauen und ein kleineres Zimmer für Patienten, die intensiver
überwacht werden müssen, zur Verfügung stehen. Die Patienten können hier
ausschlafen und nach 2 - 4 Stunden sind sie soweit wiederhergestellt,
daß sie entlassen werden können.

In den letzten Jahren war die Ausnüchterungszentrale am Rosenmontag
ab 10 Uhr geöffnet und voll funktionsfähig. Die ersten Betrunkenen
trafen gegen 10.30 Uhr ein. Bis gegen 14 - 15 Uhr blieb die Zahl der
stündlich eintreffenden etwa gleich oder stieg nur langsam. Danach
setzte regelmäßig ein großer Ansturm ein, der das gesamte Personal aufs
höchste beanspruchte. Meist mußten in dieser Zeit weitere Notbetten
auf den Gängen aufgeschlagen werden oder ein weiteres Zimmer der Schule
in einem Gebäudeteil auf der anderen Seite des Schulhofes blitzschnell
eingerichtet werden. Ab 19 Uhr werden keine Patienten mehr aufgenommen,
so daß die Ausnüchterungszentrale ab 20 Uhr den Betrieb einstellen kann.
Die wenigen Patienten, die zu diesem Zeitpunkt noch nicht entlassungs-
fähig sind, können nach einer Absprache in die Klinik verlegt werden.
An dieser Stelle muß gesagt werden, daß eine solche Ausnüchterungszentrale nur dann effektiv betrieben werden kann, wenn die Klinik gewissermaßen als Nothelfer im Hintergrund steht. Der hier tätige Arzt
muß im Prinzip die gleiche Arbeit verrichten wie sein Kollege in einer
Klinikaufnahme. Es ist von vorneherein nicht abzusehen, welche Verletzungen oder Erkrankungen ein hier Eingelieferter aufweist. Man muß
sich davor hüten, jeden nur als Betrunkenen abzustempeln. Demzufolge
muß es auch die Möglichkeit geben, jeden, der in die Ausnüchterungszentrale eingeliefert wird, im Verdachtsfalle anderen Untersuchungen,

die nur in der Klinik durchgeführt werden können, wie z.B. Röntgen-
Untersuchungen oder EKG, zu unterziehen. Wir sind deshalb den anderen
Kliniken sehr dankbar, daß sie uns am Rosenmontag jede nur denkbare
Hilfe gewähren. Hieraus ist zu sehen, daß die Ausnüchterungszentrale
am Rosenmontag faktisch einen Teil der Klinik darstellt, der nur aus
äußeren Gründen aus der Klinik herausgelegt worden ist. So stellt die
Ausnüchterungszentrale gewissermaßen einen Teil einer interdisziplinären Aufnahmestation am Rosenmontag dar, wobei alle Patienten, die
einen Arzt aus einem anderen Fachgebiet benötigen, sofort zu diesem
verlegt werden. Bei einer interdisziplinären Aufnahmestation wären
alle Ärzte an diesem Ort verfügbar.

Von dem Zeitpunkt, an dem ein Volltrunkener in der Windmühlenschule
eintrifft bis zu dem Zeitpunkt, an welchem er sie wieder verläßt,
steht er unter fortlaufender Kontrolle. Ich möchte nun einmal alle
Maßnahmen erläutern, die von der Aufnahme bis zur Entlassung erforderlich sind.

Ist der Patient in das Aufnahmezimmer gebracht worden, so werden
unter polizeilicher Aufsicht alle Wertgegenstände sichergestellt und
registriert. Der Patient erhält ebenso wie der Behälter, in dem die
Wertgegenstände aufbewahrt werden, eine Nummer. In dieser Zeit wird
er vom hier tätigen Arzt, dem Erfahrensten, untersucht und der Grad
der Trunkenheit festgestellt. Da eine Alkoholvergiftung ähnlich ab-
läuft wie zum Beispiel eine Äthernarkose, läßt sich das GUEDEL-Schema
zur Feststellung des Vergiftungsgrades heranziehen. Eine Allgemein-
narkose stellt ja auch eine Vergiftung des Organismus dar, nur ist
sie vom Anaesthesisten gesteuert und jederzeit zu beenden. Dieses
GUEDEL-Schema unterteilt die Tiefe einer Narkose in vier Stadien, von
denen das erste das Stadium der Analgesie, das der Schmerzlosigkeit
ist. Dieses Stadium wird vom Alkoholosierten als wohltuend empfunden.
Unangenehme äußere Reize verlieren ihre Wirksamkeit, es kann eine
leichte Euphorie eintreten. Das Selbstbewußtsein ist gesteigert, die
Selbstkritik vermindert. Die objektive Leistungsfähigkeit ist im Gegensatz zur Überzeugung des Betrunkenen nicht gesteigert, sondern vermindert. Bei stärkerer Alkoholisierung folgt das sog. Exzitationsstadium,
das Stadium der Erregung, in dem sich auch die meisten der Eingelieferten befinden. Die Patienten neigen zu Gewalttätigkeiten und
sind oft auch durch gutes Zureden nicht zu beruhigen. Unter Umständen
müssen sie festgehalten werden bis geklärt ist, welche Art der Behandlung für sie in Frage kommt. Patienten, die das Toleranzstadium
erreicht haben, sind erheblich gefährdet, da damit gerechnet werden
muß, daß sie ihre Schutzreflexe zumindest teilweise verloren haben und
somit eine Aspiration nicht ausgeschlossen ist. Bei auf dem Rücken
liegenden Patienten muß mit einem Zurücksinken der Zunge und mit der
Verlegung der Atemwege gerechnet werden, was einen Erstickungstod zur
Folge hat. Auch kann in diesem Stadium eine andersartige Verletzung
oder Erkrankung leicht übersehen werden. Diese Patienten benötigen
eine intensive Überwachung.

Patienten im vierten Stadium, dem der Asphyxie, haben wir nicht beobachtet. Dies wird z.B. dann erreicht, wenn ein Jugendlicher eine
Flasche Schnaps in kurzer Zeit trinkt. Ohne Behandlung muß mit dem
Tod des Patienten gerechnet werden. Hier ist eine sofortige Magenspülung bzw. die Entleerung des Magens durch Medikamente angezeigt,
wenn diese Maßnahmen noch im Exzitationsstadium durchgeführt werden
können. Dann ist auch mit einem komplikationslosen Verlauf zu rechnen.
Hat der Patient das Toleranzstadium erreicht, so dürfen diese Maßnahmen alleine nicht durchgeführt werden. Hier muß man intensiv-the-
rapeutische Maßnahmen ergreifen, wie auch bei anderen Vergiftungen.
Nach unserer Erfahrung werden bei Alkoholisierten diese intensiv-
therapeutischen Maßnahmen seltener bzw. später erforderlich als bei

anderen Vergiftungen. Befindet sich der Alkoholisierte noch im Stadium
der Analgesie, so kann man ihn wieder nach Hause schicken, wenn man
sicher ist, daß die maximale Alkoholwirkung bereits erreicht ist.
Häufig kann man sich auch noch mit den Patienten vernünftig unter-
halten und erhält zufriedenstellende Antworten. Besteht der Verdacht,
daß sich noch größere Mengen Alkohol im Magen befinden, die ihre
Wirkung noch nicht entfaltet haben, so wird der Patient aufgenommen.
Bietet er weiter keine Besonderheiten, so z.B. äußere Verletzungen,
normalen Blutdruck und Puls, normal weite und reagierende Pupillen,
so erhält er eine Mischspritze bestehend aus Apomorphin, eine oder
eine halbe Ampulle (5 - 10 mg) und Novadral, ebenfalls eine oder eine
halbe Ampulle (5 - 10 mg) ins Gesäß, gleichzeitig wird ihm ein kleines
rotes Pflasterstück auf die Stirn geklebt und er wird nach Geschlecht
in eines der Zimmer zum Ausschlafen gebracht. Auf die Wirkung dieser
Medikamente komme ich später noch einmal kurz zu sprechen. Auch
Patienten, die sich im Exzitationsstadium befinden, werden dieser
Behandlung unterzogen. Befindet sich der Patient bereits im Stadium
III, dem Toleranzstadium, wird auf die Gabe von Apomorphin ver-
zichtet. Bei niedrigen Blutdruckwerten wird lediglich eine halbe
Ampulle Novadral verabreicht. Patienten, die nur Novadral erhalten,
bekommen ein weißes Pflaster auf die Stirn geklebt. So kann später
zu jedem Zeitpunkt ohne lange Nachforschungen festgestellt werden, ob
und was für Medikamente die Patienten erhalten haben. In den Zimmern
werden sie von Angehörigen von Hilfsorganisationen und den Ärzten
ständig überwacht. Vom Zeitpunkt der Einlieferung bis zum Erreichen
des Bettes sind in der Regel höchstens 5 Minuten vergangen. Die
Wirkung des Apomorphins tritt nach etwa 5 - 10 Minuten ein, d.h.,
daß kurz nach Erreichen des Bettes das Erbrechen einsetzt. Deshalb
erhalten die Patienten sofort einen Plastikeimer in die Hand gedrückt,
den sie dankbar annehmen, denn das Apomorphin hat noch eine zweite
Wirkung. Es läßt die übermäßige Aktivität des Alkoholisierten rasch
erlahmen. In einer früheren Arbeit heißt es: Unter Apomorphin gibt es
keine Helden mehr. Man hatte früher die nahezu vollständige Entleerung
des Magens im Verlauf des unter Apomorphin 10 - 15 Minuten anhaltenden
Erbrechens dafür verantwortlich gemacht, daß im Magen noch vorhandene
Alkoholmengen nicht mehr vom Organismus aufgenommen werden und so eine
Verkürzung des zeitlichen Ablaufs der Vergiftungserscheinungen zustande
kommt. Nach Untersuchungen, die gemeinsam mit dem Institut für Rechtsmedizin der Universität durchgeführt wurden, muß dies dahingehend be-
richtigt werden, daß zum Zeitpunkt der stationären Aufnahme die Resorption des Alkohols aus dem Magen weitgehend abgeschlossen ist. Dem-
entsprechend war die Menge Alkohol, die sich im Erbrochenen befand,
gering. In einem Fall konnten 12 g Alkohol nachgewiesen werden, was
etwa einem doppelten Cognac entspricht. Da man im Einzelfall aber fast
nie weiß, wann der Patient zuletzt Alkohol zu sich genommen und um
welche Menge es sich gehandelt hat, ist die Anwendung von Apomorphin
unserer Meinung nach durchaus gerechtfertigt, sofern nicht andere
Gründe dem entgegenstehen. Man kann so sicher sein, daß der Magen ent-
leert und die Resorption des Alkohols beendet ist. Mit einem weiteren
wesentlichen Ansteigen des Blutalkoholspiegels muß nicht mehr gerechnet
werden. So ist aus dem Jahr 1963 ein Fall aktenkundig, wo ein 19jähriger
innerhalb von 20 Minuten anderthalb Flaschen Schnaps getrunken hat.
Noch im Exzitationsstadium wurde er eingeliefert. Die Apomorphin-
wirkung trat prompt ein. Der Patient konnte so trotz dieser in der
Regel tödlichen Alkoholmenge nach 5 Stunden in unauffälligem Zustand
entlassen werden.

Während des Brechaktes kann es durch die Kreislaufbelastung zu Blut-
druckabfällen kommen, was durch die Gabe von Novadral verhindert
werden soll. Trotzdem ist während des Erbrechens der Kreislauf gut zu
kontrollieren, wozu Pulsüberwachung, Beobachtung der Hauttemperatur
und Feuchtigkeit an Händen und Stirn gut geeignet sind. In den meisten

Fällen liegen die Patienten bereits auf dem Bett, wenn die Wirkung des
Apomorphins einsetzt. Sie lassen den Kopf über den Rand der Liege
heraushängen wo sich der Eimer befindet. Manche erbrechen auch im
Sitzen oder im Stehen. Das Personal ist immer sehr dankbar, wenn der
Patient den Eimer auch trifft und hält deshalb auch gerne den Eimer
in der richtigen Stellung. Einige Patienten sind solchermaßen vom
Vorgang des Erbrechens ausgefüllt, daß sie, verbunden mit der durch
Alkohol erheblich verminderten Selbstkontrolle unter sich lassen. So
entsteht in der Ausnüchterungszentrale eine erhebliche Geruchsbe-
lästigung, die auch durch das Öffnen der Fenster nicht beseitigt
werden kann. Das zusätzliche Versprayen von Fichtennadelduft gibt der
Ausnüchterungszentrale die charakteristische Duftnote. Nach dem Brech-
vorgang schlafen fast alle Patienten rasch ein, und zwar in der
Stellung, wie sie gerade daliegen. Hier ist es die wesentlichste Aufgabe aller Helfer dafür zu sorgen, daß eine Lagerung eingenommen wird,
in der die Atemwege frei bleiben. Am besten wird die Seitenlage verwendet. Sind trotzdem noch schnarchende Geräusche zu vernehmen, muß
der Kopf zurückgebeugt und der Unterkiefer vorgezogen werden. Der
Alkoholisierte wird warm zugedeckt, da ihm durch Wärmeabstrahlung
in Folge alkoholbedingter weitgestellter Hautgefäße Unterkühlung
droht. Beobachtung des Pulses, in schwereren Fällen auch des Blut-
druckes, ist ständig notwendig. In den Spitzenzeiten muß ein Arzt so
etwa 15 - 20 Patienten betreuen, wobei ihm allerdings qualifizierte
Hilfskräfte zur Seite stehen. Nach 2 - 4 Stunden wachen die Patienten
auf, häufig werden sie auch durch die Kontrolluntersuchungen oder den
Lärm anderer, bereits wacher oder eben ankommender Patienten aufge-
weckt. In der Regel sind sie dann ansprechbar, ausreichend ernüchtert
und als transportfähig zu bezeichnen. Manche sind auch schon in der
Lage, selbst nach Hause zu gehen. Anhand ihrer Nummer und ihres
Namens erhalten sie ihre Wertsachen usw. wieder zurück und können die
Räume verlassen. Viele werden von Freunden oder Bekannten am Eingang
bereits erwartet. Selten kommt es auch zu ernsten Differenzen zwischen
Personal und Patienten, eher noch bei der Einlieferung als bei der
Entlassung. Besonders aufdringlich sind Angetrunkene, die hierher
kommen, um abhanden gekommene Freunde und Verwandte zu suchen. Bis zum
vorletzten Jahr war die Ausnüchterungszentrale jedem zugänglich. Dadurch kam es vor allem am Nachmittag zu einer erheblichen Überfüllung
durch Neugierige, Interessierte, Verwandte und Bekannte. Deshalb wird
jetzt eine Kontrolle am Eingang durchgeführt und nur Befugten Zutritt
gewährt. Immer muß jedoch mit Gewalttätigkeiten gerechnet werden. Zum
Schutz aller Beteiligten ist hierfür ein kleines Polizeiaufgebot einschließlich amerikanischer Polizei anwesend. Alle Patienten, bei denen
der Verdacht besteht, daß es sich nicht um nur Alkoholeinwirkung
handelt, sondern möglicherweise auch andere Ursachen beteiligt sind,
z.B. komatöse Zustände verschiedener Art, Schlaganfall, Schädelbrüche,
akute Infektionskrankheiten, Herzinfarkt - das sind etwa 5 % der Eingelieferten - werden zunächst in ein kleines Zimmer gebracht. Hier
wird nochmals eine gründliche Untersuchung durchgeführt. Bestehen
alkoholunabhängige Ursachen für den Zustand des Patienten auch nur mit
einer gewissen Wahrscheinlichkeit, wird er mit dem NAW in die Klinik
verlegt. Schwere, nur durch Alkohol bedingte Vergiftungen haben wir
in den letzten Jahren in der Ausnüchterungszentrale am Rosenmontag
selbst behandelt.

Zum Abschluß noch einige Beispiele schwerer Alkoholintoxikationen bzw.
anderer alkoholunabhängiger schwerer Erkrankungen: Ein Patient mußte
für 2 Stunden intubiert werden, da er im Stadium III eingeliefert wurde
und seine Schutzreflexe völlig ausgefallen waren. 2 Stunden nach der
Extubation konnte er nach Hause entlassen werden. Ein Patient wurde
mit Verdacht auf Herzinfarkt in die Klinik verlegt, wo sich die
Diagnose elektrokardiographisch sichern ließ.

Drei schwer betrunkene Kinder im Alter von 12, 13 und 14 Jahren mußten
intensiv überwacht werden. Ein 15jähriger Junge wurde im beginnenden
Leberkoma bei chron. Hepatitis in die Kinderklinik verlegt. Ein weiterer Patient mit beginnendem diabetischen Koma wurde in die Medizinische Klinik verlegt. Hier wurde ein Serumblutzucker von knapp 500
mg% festgestellt. Allein aus diesen wenigen Beispielen läßt sich er-
sehen, daß sich die Einrichtung einer solchen Stelle bewährt hat.
Seit 1962 gab es keinen Todesfall mehr, der dem Alkohol ursächlich
zur Last gelegt werden könnte.

Aufgrund dieser guten Ergebnisse der Ausnüchterungszentrale ist das
Institut für Anaesthesiologie der Johannes Gutenberg-Universität seit
längerer Zeit bemüht, eine ständige Alkoholentgiftungszentrale innerhalb der Universitätskliniken einzurichten.

<u>Zusammenfassung</u>

Seit 1962 werden am Rosenmontag in Mainz Alkoholvergiftete außerhalb
der Klinik in einem dafür geeigneten Gebäude nach der "Mainzer
Methode" behandelt. Die "Mainzer Methode" besteht in der intravenösen
bzw. intramuskulären Gabe von Apomorphin und Novadral. Apomorphin
bewirkt außer einer starken Sedierung der Patienten ein 10 - 15
Minuten anhaltendes Erbrechen mit mehr oder weniger vollständiger Entleerung des Magens. Es darf deshalb nur bei solchen Patienten gegeben
werden, deren Schutzreflexe noch ausreichend erhalten sind. Novadral
vermindert die durch die Alkoholvergiftung und das Erbrechen ausge-
löste Gefahr des Blutdruckabfalls. Nach dem Erbrechen kommt es zu
einem 2 - 3 Stunden anhaltenden Schlaf, in dem die Vitalfunktionen -
besonders die freien Atemwege - ständig kontrolliert werden müssen.
Nach dem Erwachen sind die Patienten in der Regel transportfähig und
gehen nach Hause oder werden nach Hause gebracht.

Etwa 5 % der Eingelieferten sind durch die Alkoholeinnahme alleine oder
in Verbindung mit Verletzungen oder vorbestehenden Erkrankungen in
ihren Vitalfunktionen bedroht. Die nur Alkoholisierten werden an Ort
und Stelle behandelt, die übrigen Patienten mit dem Notarztwagen in
die Universitätskliniken verlegt. Seit 1962 sind keine Todesfälle am
Rosenmontag mehr bekanntgeworden, die dem Alkohol ursächlich zur Last
gelegt werden könnten. Auch aus diesem Grunde wird vom Institut für
Anaesthesiologie die Einrichtung einer ständigen Alkoholentgiftungszentrale seit längerer Zeit angestrebt.

Zusammenfassung

Der Alkohol ist in Deutschland das Suchtmittel Nummer Eins. Das
vorliegende Werk ist der Verhütung und Bekämpfung der Suchtkrankheit
als leib-seelischem Problem gewidmet: Der Patient muß nicht nur vor
dem Vergiftungstod bewahrt - auch die zugrunde liegende Sucht muß
geheilt werden.

Das Problem wird sowohl aus der Sicht der Ersthelfer, der Polizei,
der Gerichtsmedizin und der Wiederbelebung behandelt, als auch aus
dem Blickwinkel der Differentialdiagnose, der inneren Medizin, der
Psychiatrie, Psychotherapie und Neurochirurgie.

Zum Schluß werden anhand der Mainzer Erfahrungen Aufbau und Organisation einer Alkoholentgiftungszentrale dargestellt.

Summary

Of the addictive drugs, alcohol more than any other, affects the
population of Germany. This study is devoted to the prevention and
control of addiction as a disease of the body and spirit: not only
must death from alcoholic poisoning be prevented, but the initial
addiction itself must also be treated.

The problem is not only described from the standpoint of the first
aid ambulance crew, the police, forensic medicine, and resuscitation,
but also from the viewpoint of differential diagnosis, internal
medicine, psychiatry, psychotherapy, and neurosurgery. Finally,
accounts of experiences gained from the establishment and organization
of an Emergency Alcoholic Poisoning Treatment Center in Mainz are
given.

V

W

Z

Anaesthesiology and Resuscitation · Anaesthesiologie und Wiederbelebung
Anesthésiologie et Réanimation